医疗器械医工转化百问百答

黄标通 陈 超 胡红平 主编

上海大学出版社
·上海·

图书在版编目(CIP)数据

医疗器械医工转化百问百答 / 黄标通，陈超，胡红平主编． -- 上海：上海大学出版社，2025．6． -- ISBN 978-7-5671-5299-1

Ⅰ．R197.39-44

中国国家版本馆 CIP 数据核字第 2025WA8064 号

策划编辑　陈　露
责任编辑　厉　凡
封面设计　缪炎栩
技术编辑　金　鑫　钱宇坤

医疗器械医工转化百问百答
黄标通　陈　超　胡红平　主编
上海大学出版社出版发行
（上海市上大路 99 号　邮政编码 200444）
（https://www.shupress.cn　发行热线 021-66135112）
出版人　余　洋

*

南京展望文化发展有限公司排版
商务印书馆上海印刷有限公司印刷　各地新华书店经销
开本 890mm×1240mm　1/32　印张 5　字数 112 千
2025 年 6 月第 1 版　2025 年 6 月第 1 次印刷
ISBN 978-7-5671-5299-1/R·123　定价　60.00 元

版权所有　侵权必究
如发现本书有印装质量问题请与印刷厂质量科联系
联系电话：021-56324200

《医疗器械医工转化百问百答》
编委会

主　编　黄标通　陈　超　胡红平
副主编　徐　可　周鲁滨
编　委　梁　娜　孙新星　郑　跃　陈姿豫

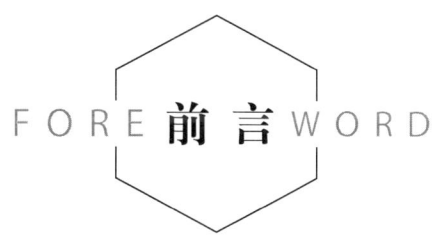

在全球医疗技术革新的浪潮中,医工转化正成为推动健康产业升级的核心引擎。医学与工程技术的深度融合,不仅催生了诸如微创手术机器人、人工智能诊断系统等革命性产品,更通过优化医疗流程、降低服务成本,为人类健康福祉注入了新动能。然而,医工转化涉及技术研发、法规合规、市场准入等多维度挑战,对从业者的跨学科能力与资源整合水平提出了极高的要求。

本书以"问答"的形式,系统梳理了医工转化领域的核心问题,旨在为从业者提供一部兼具理论深度与实践价值的工具书。编写团队深入调研临床需求、产业痛点及政策动态,结合国内外典型案例与最新法规,精心提炼出覆盖基础概念、技术研发、产品注册、生产管理及市场需求的100个关键问题。无论是医疗器械的风险分类原则、临床试验设计优化,还是注册人制度的实践应用、全球监管差异解析,书中均以简明扼要的语言给出权威解答,力求帮助读者突破知识盲区,提升转化效率。

本书的目标读者群体广泛:对于临床医生与科研人员,可从中掌握从创新想法到产品落地的全流程方法论;对于医疗器械企业从业者,能快速获取法规遵循、质量管理及市场拓展的实战指南;对于高校师生与医工交叉学科学习者,则提供了系统的知识框架与典型案例;而政策制定者与行业管理者,亦能通过书中对产业趋势与国际经验的分析,为决策提供参考。我们尤其注重内容的实用性与前瞻性,既立足当前国内医工转化生态,又融入全球视野,力求成为连接医学创新与产业实践的桥梁。

本书的顺利出版,有来自临床、工程、法规、市场等领域的专家学者为本书奠定的坚实基础,有行业权威人士对内容合规性与实用性进行的严格把关,有编辑们在文字雕琢与出版协调等方面进行精益求精的推动;正是多方的协同努力,让本书得以成为连接理论与实践的纽带。在此致以最诚挚的谢意!

医工转化是一项永无止境的创新事业。我们深知,书中内容仍需随着技术迭代与政策更新不断完善。期待本书能为医工转化事业添砖加瓦,更期待与行业同仁共赴健康科技新征程!

编 者

2025 年 3 月

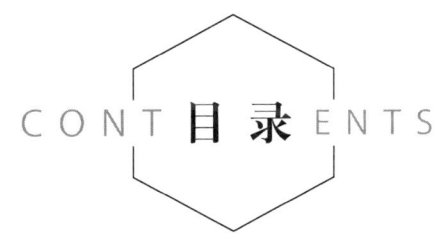

第一部分 医工转化基础概念篇

001 什么是医工转化? / 2
002 医工转化的意义和价值是什么? / 3
003 医工转化的基本流程包括哪些步骤? / 4
004 医工转化过程有哪些挑战? / 5
005 如何应对医工转化遇到的挑战? / 6
006 医工转化领域的未来趋势是什么? / 7
007 医工转化前景如何? / 9
008 如何建立科学、客观、全面的医工转化评价体系? / 10
009 医工转化的评价指标和体系是怎样的? / 12
010 如何提高医工转化评价的科学性和客观性? / 13
011 什么是医疗器械生命周期管理? / 14
012 "注册人"制度对医工转化有哪些影响? / 16

013　政府对医工转化有哪些方面的政策？／ 17
014　医工转化人才需要具备哪些素质和能力？／ 19
015　如何提高医工科研成果的转化率？／ 20
016　医工转化和数字医疗之间有什么联系？／ 21
017　如何保证医疗器械的法规遵从性？／ 22
018　医疗器械专利申请流程包括哪些步骤？／ 24
019　医工转化中，如何做好知识产权保护？／ 25
020　知识产权转让运用的主要形式有哪些？／ 26

第二部分　医工转化技术研发篇

021　医疗器械风险分类原则／ 30
022　有源医疗器械产品研发的流程是什么？／ 31
023　无源医疗器械产品研发的流程是什么？／ 32
024　敷料类医疗器械产品研发的流程是什么？／ 34
025　IVD 试剂医疗器械产品研发的流程是什么？／ 36
026　医工转化过程中，设计开发任务书是怎样制定的？／ 38
027　医工转化过程中，项目计划书通常需要体现哪些内容？／ 40
028　医工转化过程中，如何做好产品技术分析？／ 41
029　医工转化过程中，如何做好产品法规分析？／ 43
030　医工转化过程中，如何进行设计开发评审？／ 44
031　医工转化过程中，如何进行设计开发更改？／ 46
032　医工转化过程中，如何进行设计开发验证？／ 47
033　医工转化过程中，如何进行设计开发确认？／ 49

034 医工转化过程中，如何进行产品样机制作？／51
035 医工转化过程中，如何进行设计转移？／52
036 医工转化过程中，同品种医疗器械临床评价路径是怎样的？／54
037 医工转化过程中，如何进行动物试验？／55
038 医工转化过程中，如何进行产品性能测试？／56
039 医疗器械研发团队应该包括哪些角色？／57
040 医疗器械研发周期通常有多久？／58

第三部分　医工转化产品注册篇

041 医疗器械的分类有哪些？／62
042 医疗器械分类界定的流程是怎样的？／62
043 Ⅰ类医疗器械产品备案流程是怎样的？／64
044 Ⅱ类医疗器械产品注册流程是怎样的？／65
045 Ⅲ类医疗器械产品注册事项梳理／67
046 医疗器械延续注册的流程是怎样的？／68
047 医疗器械注册变更流程是怎样的？／69
048 创新医疗器械的申请流程是怎样的？／71
049 有源设备注册过程中需要遵守的法规和标准有哪些？／72
050 无菌产品注册过程中需要遵守的法规和标准有哪些？／73
051 IVD试剂注册过程中需要遵守的法规和标准有哪些？／74
052 产品注册过程中，如何进行产品注册检验？／76

053 产品变更或增加型号时是否必须进行检测？/ 77

054 如何选择医疗器械临床评价路径？/ 78

055 医疗器械临床试验的流程是怎样的？/ 79

056 如何优化医疗器械的临床试验设计？/ 81

057 如何确保医疗器械临床试验结果的可靠性？/ 82

058 如何评估医疗器械临床试验的可行性？/ 83

059 如何加快临床试验的进展？/ 84

060 如何选择平行对照临床试验中的对照器械？/ 86

第四部分　医工转化生产与质量篇

061 医工转化过程中，如何利用注册人制度加快产品生产？/ 88

062 医工转化过程中，如何与CDMO平台合作？/ 89

063 医工转化过程中，如何与CDMO平台签订质量协议？/ 90

064 医疗器械质量管理的主要内容包括什么？/ 91

065 医疗器械质量管理体系认证有哪些要求？/ 94

066 如何办理医疗器械生产许可证？/ 95

067 医疗器械生产企业需要满足哪些条件才能获得许可证？/ 97

068 医疗器械生产检查要点有哪些，方法是怎样的？/ 97

069 医疗器械的生物相容性测试包括哪些内容？/ 99

070 医疗器械的包装和运输有哪些特殊要求？/ 101

071 如何确保医疗器械的安全性和有效性？/ 102

072 如何测试医疗器械在不同人群中的适用性？/ 104

073 医疗器械生产企业厂区和厂房设施整体规划的基本常识有哪些？／105

074 医疗器械生产过程中包装相关环节的质量控制是怎样的？／107

075 医疗器械生产企业产品留样的目的和基本要求是什么？／108

076 医工转化生产过程中如何保证质量和安全？／110

077 如何处理医疗器械的不良事件报告？／111

078 如何召回存在缺陷的医疗器械产品？／112

079 如何建立医疗器械追溯系统？／113

080 3D打印技术在医疗器械制造中有哪些应用？／114

第五部分　医工转化市场需求篇

081 医工转化产品市场需求有哪些特点？／118

082 国内医疗器械发展呈现出何种特性？／119

083 全球医疗器械行业发展现状是怎样的？／120

084 中国医疗器械行业有哪些主要细分领域及其特点？／121

085 医用耗材的市场趋势与特点是怎样的？／123

086 高端医疗设备的市场趋势与特点是怎样的？／124

087 人工智能医疗器械监管有什么特殊性？／125

088 实施职务科技成果转化有哪些政策支持？／127

089 如何进行医疗器械的市场分析和定位？／129

090 如何进行医疗器械的成本效益分析？／130

091 如何在医工转化中平衡创新与现有医疗实践的兼容

性？/ 132
092　医工转化项目有哪些商业模式？/ 133
093　如何对医疗器械产品进行全球竞争分析？/ 134
094　如何提高医疗器械的用户体验？/ 135
095　如何选择医工转化的创业项目？/ 137
096　医疗器械的全球监管环境有何差异？/ 138
097　国际合作在医工转化中起到什么作用？/ 140
098　医工转化如何进行国际合作？/ 141
099　医疗器械在国内上市销售前需要哪些认证和批准？/ 143
100　医疗器械在国外上市销售前需要哪些认证和批准？/ 143

第一部分 医工转化基础概念篇

001 什么是医工转化?

医工转化是指将医学科学和工程技术相结合,利用工程技术手段解决医学领域中的问题,并将研究成果转化为实际应用的过程。其核心在于将医学领域的新发现和新理论通过工程技术的应用,开发成能够解决实际医疗问题的技术和产品。这通常包括疾病机理研究、新型诊断方法开发、治疗技术进步以及医疗设备创新等。医工转化不仅能够提升医疗服务的质量和效率,还能够推动医疗行业的技术进步和产业升级。

在医工转化的过程中,跨学科合作尤为重要。医学专家、工程师、科研人员和临床医生等专业人士需要紧密合作,共同解决研究与开发过程中遇到的技术和临床问题。同时,政策支持、资金投入和知识产权保护也是医工转化成功的关键因素。

医工转化面临的技术难题、资金需求、法规遵循和市场接受度等挑战,需要建立创新孵化平台、技术转移机构和产学研合作机制等体系来克服,以促进科研成果的快速转化和产业化。

成功的医工转化案例,如心脏起搏器、核磁共振成像(MRI)设备和微创手术机器人等,显著改善了患者的治疗效果,也为医疗行业带来了经济效益。

在科技快速发展的今天,医工转化的意义日趋重大。它作为连接医学研究与临床应用的桥梁,是推动医疗科技创新和技术进步的重要途径。有效的医工转化可以加快新医疗技术和产品的上市,提高医疗服务水平,促进社会健康事业的发展。

002 医工转化的意义和价值是什么?

医工转化,作为医学与工程技术相结合的创新过程,对于推动健康科技发展具有重大意义和价值。它不仅加速了科研成果向实际应用的转化,还极大地促进了医疗器械的创新和医疗服务质量的提升。

1. 提高医疗服务效率和质量

医工转化是提升医疗服务效率和质量的关键。通过工程技术的应用,可以将医学研究成果迅速转化为临床可用的技术或产品,如智能手术机器人和高精度医疗成像设备。这些创新不仅优化了诊疗流程,提高了治疗的精确度和安全性,还提升了医疗服务的整体水平。

2. 降低医疗成本

技术创新有助于简化生产流程、减少材料浪费,从而降低医疗器械的制造成本。同时,智能化医疗设备还能够提高医护人员的工作效率,减少人力资源的消耗,进一步降低了医疗成本。

3. 促进医疗产业发展

新技术的不断涌现为医疗器械行业带来了新的发展机遇,带动了相关企业的成长,为专业人才创造了更多就业机会,推动了整个医疗健康产业的繁荣。

4. 提升医疗服务普及性和可及性

便携式医疗设备和远程医疗服务的发展,可以将优质医疗资源延伸到偏远地区和资源匮乏社区,缩小了城乡医疗服务差距,使更多人受益于高质量的医疗服务。

5. 加强公共卫生应急管理

在应对突发公共卫生事件时，快速响应和有效管理至关重要。医工转化的成果，如快速检测设备和移动医疗平台，可以提供强有力的技术支持，增强了公共卫生体系的应急能力，提高了管理效率。

综上所述，医工转化通过促进技术创新、降低成本、推动产业发展、提高服务普及性和加强公共卫生应急管理，为医疗健康领域带来了全方位的价值提升。随着科技不断进步，医工转化将在未来的医疗健康事业中扮演更加重要的角色。

003　医工转化的基本流程包括哪些步骤？

医工转化的基本流程可以概括为以下几个关键步骤：

1. 需求识别

需求识别是指通过临床观察、市场调研和文献分析等方式，发现并明确医疗领域中存在的问题和需求，以及潜在的解决方案和创新机会。这是医工转化的起点，也是最为重要的一环。

2. 技术开发

技术开发是基于已识别的需求，运用医学和工程学的原理和方法，设计和实现新的医疗技术。此过程涵盖概念设计、原理验证、样品制作、功能测试及性能评估等多个阶段。技术开发是医工转化的核心，通常是最复杂且最具挑战性的一环。

3. 技术转移

技术转移是指将技术开发成果通过专利申请、技术转让、技术许可或技术合作等途径，转移到具有生产和销售能力的企业或机构,从而实现技术的产业化和商业化。作为连接研发与市场的桥梁,技术转移是医工转化过程中尤为关键的一环。

4. 技术应用

技术应用涉及将技术转移阶段的产品通过临床试验、注册审批、市场推广及医保支付等程序推向市场,服务于患者和医生,最终实现技术的社会化和普及化。这一环节不仅标志着医工转化的完成,更是其价值体现的重要方面。

004 医工转化过程有哪些挑战?

尽管医工转化能够提高医疗质量,满足人民群众的健康需求,促进医疗产业发展,增强国家的科技实力和国际竞争力,然而,我国的医工转化仍面临诸多困难和挑战,导致技术转化率较低,与国际先进水平存在一定差距。主要挑战包括以下几方面:

1. 创新主体的转化意识和能力不足

我国的医学科技创新主体主要是科研机构、高校和医院等,这些机构的核心任务是科研和教学,而非产品开发和市场推广。因此,他们往往缺乏将科技成果转化为商业价值的意识和能力,也缺乏与企业及投资机构合作的经验和渠道。另一方面,国内的医疗企业的研发投入有限,创新能力较弱,对科技成果的需求和吸收能力也较为有限。这些因素导致医工转化的主体之间存在着信息不对称、利益不一致以及协作不顺畅等问题,影响了转化效率和质量。

2. 资源配置和政策支持不够完善

医工转化是一个复杂、风险高、周期长且需要大量投入的过程。然而，我国在这一领域的资源配置存在着不合理之处。一方面，科研经费分配过于侧重基础研究，而忽视了应用研究和转化研究，导致科技成果转化缺乏有效的资金支持；另一方面，医工转化政策支持体系不够完善，在知识产权保护、税收优惠、市场准入和监管审批等方面，均存在不利于医工转化的制度障碍和执行难度。

3. 市场需求和社会认可度不高

医工转化的最终目标是实现医疗产品和服务的广泛应用和普及。然而，当前我国的医工转化成果与市场需求和社会认可之间存在着一定的脱节和落差。一方面，我国的医学科技创新未能充分考虑市场需求，导致科技成果转化方向和内容与实际市场需求不匹配，难以形成有效的市场需求；另一方面，医疗消费者和医疗机构对于国产医疗产品和服务的认可度不高，偏好和依赖进口产品，这使得国产医疗产品和服务的市场占有率和利润空间受限。

005　如何应对医工转化遇到的挑战？

为了有效应对医工转化过程中遇到的挑战，可以从以下几方面采取措施：

1. 培育和激励创新主体的转化意识和能力

一方面，要加强对科研机构、高校及医院等创新主体的转化培训和指导，提高他们对技术转移的认知和实践能力，鼓励他们与企业、投资机构建立合作关系，形成有效的技术转移和转化机制；另一方面，要加大对医疗企业的创新支持和激励力度，促进其增加研发投入,提升创新能力,通过政策引导,增强企业对科技成果的需求和吸收能力,推动他们与科研机构、高校及医院的合作,构建良好的创新生态。

2. 优化资源配置与政策支持

一方面,要合理分配科研经费,增加对应用研究和转化研究的支持,设立科技成果转化的专项基金和奖励机制,确保医工转化有充足的资金保障;另一方面,要完善政策环境,强化知识产权保护,提供税收优惠政策,简化市场准入流程,优化监管审批程序,为医工转化创造有利的制度环境,确保政策的有效执行。

3. 对接市场需求并提升社会认可度

一方面,要加强对市场需求的调研和分析,确保医学科技创新的方向和内容更加贴近市场需求,从而提高成果转化的市场竞争力和适应性;另一方面,要加强对国产医疗产品和服务的宣传和推广,提高医疗消费者和医疗机构的认知度和信任感,减少对进口产品的偏好和依赖,扩大国产医疗产品和服务的市场份额和利润空间。

006 医工转化领域的未来趋势是什么?

医工转化领域的未来趋势预示着医学研究成果向医疗产品或服务转化的过程中将涌现一系列创新的发展动态。这些趋势不仅指引着技术革新的方向,也反映了市场演变、政策导向以及商业模式的潜在变化,共同塑造着行业的未来面貌。

1. 临床导向的强化

未来的医工转化将更加紧密地围绕临床实践展开,强调医生与医疗机构的实际需求以及患者的真实体验和治疗效果。通过深入理解临床需求，研发出更符合实际应用场景的医疗产品，从而提升医疗服务的整体质量和效率。

2. 医工融合的深化

医学与工程学科的深度交叉与整合将成为常态。这一趋势将催生更多跨学科的创新平台，如联合实验室和研发中心等，这些平台将成为医学与工程技术交流和合作的桥梁。同时，跨学科的教育和培训项目也将兴起，培养既懂医学又精通工程技术的复合型人才，为医工转化提供强有力的人才支持。

3. 智能化应用的扩展

随着人工智能、大数据、云计算和物联网等技术的不断成熟和普及，未来医疗器械和服务将变得更加智能化。这不仅包括智能诊断和治疗设备，还涵盖了远程医疗服务、个性化医疗方案等。智能化的应用将极大提高医疗服务的精准度和便捷性，同时也为医疗管理和决策提供强大的数据支持。

4. 预防医学和健康管理的重视

随着全球人口老龄化和慢性疾病增多，未来医工转化也将更加注重预防医学和健康管理。通过开发可穿戴设备和移动健康应用等，实现对个人健康状况的实时监测和分析，推动医疗服务从被动治疗向主动健康管理转变。

5. 政策法规的支持和完善

政策和法规将在医工转化的未来发展过程中扮演重要角色。随着医工转化领域的快速发展，相关政策法规将不断完善，以确保医疗产品的安全性、有效性和质量控制。同时，政府和监管机构可能会提供更多的政策支持和激励措施，如税收优惠、研发资金支持等，以促进医工转化领域的健康发展。

综上所述，医工转化领域的未来趋势将是多元化和综合性的，涉及技术创新、人才培养、智能化应用、健康管理以及政策支持等多个方面。这些趋势将共同推动医工转化领域向更高效、更智能、更人性化的方向发展，为未来医疗健康事业带来革命性变革。

007 医工转化前景如何？

医工转化，作为医学与工程技术交叉融合的产物，正逐渐成为推动医疗健康产业发展的重要力量。随着科技的不断进步和医疗需求的日益增长，医工转化的前景显得尤为广阔且充满潜力。

1. 精准诊疗与个性化治疗

随着精准诊疗概念深入人心，个性化治疗方案的需求日益增加，要求医疗器械和治疗方法能够更加精准地针对疾病和个体患者。医工转化能够将最新的医学研究成果快速转化为临床应用，例如通过3D打印技术定制的个性化植入物，不仅提高了手术成功率，也大幅提升了患者的生活质量。

2. 智能化与远程医疗服务

大数据、人工智能等技术的融入，正在推动医疗服务的智能化和远程化发展。智能穿戴设备能够实时监测患者的健康状况，而远程医疗服务则优化了医疗资源分配，使得偏远地区的患者也能享受到优质医疗服务。

3. 政策支持与制度创新

《中华人民共和国国民经济和社会发展第十四个五年规划

和 2035 年远景目标纲要》提出了对生命健康产业发展的新要求，提倡开展前沿医学科技研究和成果转化，助力健康中国的建设。此外，医疗器械"上市许可持有人"制度（MAH）的实施，允许企业将研发与生产业务委托给专业机构，形成了新的医工转化生态系统，帮助初创医疗器械创新企业节省成本，并提升产品研发效率。

4. 完善的政策体系

政策的支持为医工转化提供了良好的发展环境。国家层面的政策鼓励和引导医疗科技创新，提供了资金支持和政策优惠，促进了医工转化项目的实施和产业化进程。

综上所述，医工转化领域的未来趋势预示着一系列创新的发展动态，涵盖技术革新、市场演变、政策导向以及商业模式的潜在变化，共同塑造着行业的未来。

008　如何建立科学、客观、全面的医工转化评价体系？

医工转化评价体系是对医工转化过程和结果进行量化和质化分析与评估的工具，旨在反映医工转化的效果和价值，为决策和管理提供依据和指导。建立科学、客观、全面的医工转化评价体系是确保医疗技术创新成果有效转化并应用于临床实践的关键。为此，需要考虑以下几个方面：

1. 明确评价目标和指标

确定评价体系的具体目标，即评价医工转化项目的哪些方面。如技术创新程度、临床应用价值、市场潜力、经济效益、安全性和合规性等。基于这些目标，制定一系列可量化和可评估的指标如技术成熟度水平（TRL）、临床试验成功率、市场增长率等。

2. 建立多维度评价框架

评价体系应涵盖多个维度，包括但不限于技术创新、临床效果、市场分析、经济效益和风险管理。每个维度都应有相应的评价标准和方法，以确保评价的全面性和深度。

3. 采用定量与定性相结合的方法

结合定量分析和定性评估，确保评价的准确性。定量分析可以包括专利数量、论文引用次数、临床试验数据等客观数据；而定性评估则涉及专家评审、同行评议、市场调研等主观判断。

4. 引入跨学科专家评审团队

组建一个跨学科的专家评审团队，成员应包括医学、工程、法律、市场和伦理等领域的专家。这些专家不仅能够提供专业的意见，还能够确保评价过程的客观性和公正性。

5. 制定标准化评价流程

建立一套透明且可追溯的标准化评价流程，包括项目申报、初步筛选、详细评审、结果反馈和后期跟踪等环节。确保每个项目都能得到公平、公正的评价。

6. 实施动态评价和后期跟踪

医工转化是一个动态过程，因此评价体系也应具备灵活性和适应性。除了初期的项目评价外，还应定期进行后期跟踪评估，监测项目的实际应用效果和市场反馈，以便及时调整和优化。

7. 建立反馈和改进机制

设立反馈机制，允许利益相关者（如项目申请者、投资者、医疗机构等）对评价结果提出异议和申诉。同时，应定期审查和改进评价体系本身，以适应医工转化领域的最新发展。

8. 强化伦理和合规性考量

在评价医工转化项目时，必须严格考虑伦理和合规性问题，确保项目符合医疗伦理标准和相关法律法规要求。

医工转化评价体系是医工转化的重要组成部分，也是其难点和热点。建立这样的评价体系需要跨学科、跨领域的合作，以及政策、资金、人才等多方面的支持。目前，我国尚未形成统一和完善的医工转化评价体系，不同主体和领域的评价体系存在差异和不足，需要更多的实践和探索，以及相关政策的引导和支持，才能逐步形成科学、客观、全面的医工转化评价体系。

009 医工转化的评价指标和体系是怎样的？

医工转化评价指标和体系是医工转化的重要组成部分，也是其难点和热点。目前，我国尚未形成统一和完善的医工转化评价指标和体系，不同主体和领域的评价标准存在差异和不足，需要进一步探索和完善。

医工转化评价指标和体系是指对医工转化过程和结果进行量化和质化分析与评估的工具，旨在反映医工转化的效果和价值，为决策和管理提供依据和指导。

该体系可以从不同角度和层次进行划分，具体如下：

1. 按照医工转化阶段划分

可以分为需求识别、技术开发、技术转移和技术应用4个阶段的评价指标和体系。每个阶段的评价指标和体系可以根据医工转化的目标、内容、资源、风险和效益等因素进行设计和选择，以反映医工转化的进展和成果。

2. 按照医工转化主体划分

可以分为医疗机构、高校院所、企业和政府 4 个主体的评价指标和体系。每个主体的评价指标和体系可以根据医工转化的角色、职责、能力及贡献等因素进行设计和选择，以反映医工转化的参与和协作。

3. 按照医工转化维度划分

可以分为科学性、技术性、经济性、社会性和可持续性 5 个维度的评价指标和体系。每个维度的评价指标和体系可以根据医工转化的质量、水平、效率、影响和发展等因素进行设计和选择，以反映医工转化的优劣和价值。

010　如何提高医工转化评价的科学性和客观性？

为了提高医工转化评价的科学性和客观性，需要从以下几个关键方面着手：

1. 建立多维度的评价指标体系

医工转化是一种跨学科、跨领域、跨界别的创新活动，涉及科学性、技术性、经济性、社会性和可持续性等多个维度，需要综合考虑医工转化的质量、水平、效率、影响和发展等多个方面。因此，评价指标体系应充分反映医工转化的全面性和复杂性，避免片面和简单化的评价方法。

2. 采用有效的评价方法和技术

医工转化评价涉及大量的数据收集、处理、分析和呈现，需要运用数据统计、案例分析、专家咨询、比较评估等多种技术来保证评价的客观性、科学性和系统性。同时，评价方法和技术应适应医工转化的特点和需求，灵活运用定量和定性的分析手段，注重评价的过程和结果，以及评价的反馈和改进。

3. 加强评价的参与和协作

医工转化评价不仅是评价主体的责任，也是评价对象和利益相关方的权利。广泛的参与和协作可以提高评价的有效性和公信力，增加透明度和公开性，促进共识和沟通，提升评价的影响和价值。因此，评价的参与和协作应涵盖医工转化的各个主体和阶段，建立评价的沟通和协调机制，实现评价的多元化和共建共享。

综上所述，提高医工转化评价的科学性和客观性，需要从评价指标体系、评价方法和技术、评价的参与和协作等方面进行改进和完善，以促进医工转化的高质量发展。

011 什么是医疗器械生命周期管理？

医疗器械生命周期管理是指从器械的研发、生产、销售、使用到报废等整个过程中，对器械进行合理管理与控制的一种全面性管理方法。它涵盖了器械的规划、设计、生产、市场投放、使用后的维护、售后服务以及最终处置的所有环节，旨在确保医疗器械的安全、有效使用、环境友好性以及推动医疗器械产业的可持续发展。

医疗器械的生命周期管理主要包括以下几个关键方面：

1. 研发管理

涵盖医疗器械的设计、开发、验证和确认等活动，包括确定产品技术要求、风险分析、临床评价和质量管理体系等。研发产品的目标是确保产品符合法规要求并满足用户需求。

2. 注册管理

根据医疗器械的相关规定，提交必要的资料并按照规定完成注册和审批流程。包括准备技术文件、临床试验文件及生产质量体系文件等。

3. 生产管理

指对医疗器械的制造、检验、包装、储存和运输等活动进行严格管理，包括建立和执行质量管理体系、控制生产过程和产品质量、处理不合格品、追溯产品来源和去向等。生产管理确保产品的安全、有效和一致性。

4. 销售管理

指对医疗器械的经营、分销、广告宣传、投诉等活动进行的管理，包括获取医疗器械经营许可证、遵守经营规范、实施产品追溯制度、监测市场反馈以及处理用户投诉等。销售管理确保产品的合法、规范和负责任的流通。

5. 使用管理

指对医疗器械的安装、调试、培训、维护、维修和报废等环节进行的管理，包括选择合适的产品、建立和执行使用规程、定期检查和保养、记录使用情况和故障处理、废弃物管理等。使用管理确保产品能够正确、有效和安全地被使用。

医疗器械的生命周期管理是一项系统工程，需要医疗器械的研发者、生产者、经营者、使用者以及监管部门等各方的共同参与和协作，形成一个完整的质量保证体系，以实现医疗器械的安全、有效、高效和可持续发展。

012 "注册人"制度对医工转化有哪些影响？

2017年，医疗器械"上市许可持有人"制度（Marketing Authorization Holder，MAH，又称"注册人"制）将医疗器械企业的上市许可与生产许可分开，允许企业将其研发与生产业务委托给其他专业机构。因此，CRO（合同研发机构）与CDMO（合同研发与生产机构）等外包模式应运而生，形成了医工转化新生态，帮助初创医疗器械创新企业节省成本，提升了产品研发效率。

鼓励医疗科研人员和机构参与医工转化，提高医疗器械创新水平和质量。注册人制度允许医疗科研人员和机构作为医疗器械注册人，直接申请医疗器械上市许可，而无须自己建立生产基地或与生产企业合作。这使得医疗科研人员和机构能够专注于医疗器械研发创新，同时享有医疗器械知识产权和经济收益，从而激发他们参与医工转化的积极性和主动性。

促进医疗器械的产业化和市场化进程，缩短医疗器械的上市时间和成本。注册人制度允许注册人委托具有相应资质的生产企业进行医疗器械生产，而无须自己投入大量资金和人力资源建设生产线。这样，注册人可以利用现有生产能力和资源，快速将医疗器械研发成果转化为市场产品，从而降低了医疗器械的上市时间和成本。

增加医疗器械的供给和多样性，满足不同层次和领域的医疗需求。注册人制度扩大了医疗器械注册主体的范围和数量，增加了市场上医疗器械的供给量和种类。这不仅提升了医疗器械市场的竞争力和创新力,也满足了不同层次和领域的医疗需求,如基层医疗、特种医疗及个性化医疗等。

优化医疗器械监管机制,明确注册人责任和义务,保障医疗器械安全性和有效性。注册人制度明确规定了注册人在医疗器械研发、生产、销售、使用、回收等各个环节中的责任和义务,包括质量管理、不良事件报告、召回管理等。这使得注册人在享有医疗器械经济收益的同时,也要承担相应的法律责任,从而保障了医疗器械的安全性和有效性。

推动医疗器械国际合作,引进国外先进技术和管理经验,提升医疗器械国际竞争力。注册人制度借鉴了欧美等发达国家药品上市许可人制度的优势,与国际标准和规范接轨,为医疗器械国际合作创造了有利条件。通过国际合作,注册人可以引进国外先进技术和管理经验,提升国内医疗器械的国际竞争力,同时也为国外医疗器械进入中国市场提供了便利。

013 政府对医工转化有哪些方面的政策?

为了促进医疗器械的医工转化,政府通过财政补贴、税收优惠、金融支持及产业园建设等多方面措施,提供全面的政策支持。主要包括以下几个方面:

1. 支持医疗器械研发和创新

政府通过增加财政预算,加大对医疗器械基础研究和应用研究的经费支持,提高医疗器械质量和性能,鼓励原创性和创新性产品的开发,加快医疗器械审评和审批,简化医疗器械注册和备案,推动医疗器械标准化和规范化。通过设立专项资金、实施

项目资助、鼓励社会投资等方式,支持医疗器械的研发、创新、产业化和应用。例如:

《"十四五"医疗装备产业发展规划》提出,对获得二、三类医疗器械注册证的产品(不含二类诊断试剂及设备零部件),按照前期研发费用的 20%、25% 分别给予资金支持,单个产品分别给予最高 200 万元、1 000 万元的资金支持。

2. 落实税收优惠政策

政府通过实施研发费用加计扣除和医疗器械增值税简易征收等多种税收优惠政策,降低医疗器械企业的研发成本和税负,激励企业加大研发投入,提高医疗器械医工转化的动力和能力。具体措施包括:

政府通过降低税率、免征税收、加计扣除等方式,减轻医疗器械企业税负,激励医疗器械研发、创新、产业化和应用。例如:

《关于进一步完善高新技术企业认定和管理办法的通知》提出,对符合条件的高新技术企业,给予 15% 的企业所得税优惠政策。

3. 引导金融机构创新金融产品

政府通过引导金融机构创新金融产品,优化供应链金融服务,为医疗器械企业提供多元化的融资渠道和低成本的融资方式,缓解资金压力,提高医工转化的流动性和稳定性。此外,政府还支持符合条件的医疗器械企业发行公司信用类债券,引导早期投资,为医工转化提供充足的资金来源,提升医疗器械医工转化的规模和速度。

4. 加强医疗器械产业园区建设

政府通过加强医疗器械产业园区建设,推动医疗器械企业与科研机构、医疗机构、高校等的合作,形成医工转化创新生态,提高医疗器械医工转化的协同性和互动性。政府还提供优惠的土地、水电、交通等基础设施,为医疗器械企业提供良好的生产和经营环境,提高医疗器械医工转化的便利性和效率。

总之,政府对于医疗器械医工转化的财政补贴、税收优惠等支持措施是多方面的,旨在为医疗器械产业发展提供有力的政策支持和保障,促进了医疗器械的创新、产业化和应用,为保障人民群众健康和福祉作出贡献。

014 医工转化人才需要具备哪些素质和能力?

医工转化人才是指能够将医学研究成果转化为医疗产品或服务,以提高医疗质量和效率,满足人民健康需求的专业人才。这类人才需要具备以下素质和能力:

1. 医学和工程的双重知识

医工转化人才需要掌握医学和工程的基础理论和专业知识,既能理解和分析医学问题,又能运用工程技术和方法解决这些问题。或者运用医学知识和数据指导工程设计和开发。

2. 创新和创业的精神

医工转化人才需要具备创新和创业的精神,能够发现并把握医疗领域的市场需求和机遇;能够勇于尝试,突破传统思维和模式,推动技术创新;能够组织和管理医工转化项目和团队,能够承担和有效应对医工转化的风险和挑战。

3. 交流和协作的能力

医工转化人才需要具备交流和协作能力,能够与不同领域和背景的人进行有效沟通和合作,能够建立和维护广泛的医工转化合作伙伴网络,充分利用各方资源和优势,实现医工转化的协同效应。

4. 学习与自我发展的能力

医工转化人才需要具备学习和自我发展的能力,能够不断跟踪和掌握医学和工程领域的最新进展和动态,保持对新技术和新趋势的敏感度。能够主动寻求和接受反馈和建议,不断完善和提升自己的专业水平和综合素养。

015 如何提高医工科研成果的转化率?

医工科研成果的转化率是指医学科技成果在市场上的应用和价值实现的比例。提高医工科研成果的转化率是医疗创新的重要目标,也是国家战略的重点领域。为了有效提升医工科研成果的转化率,可以从以下几方面着手:

1. 增强科研主体的转化意识和能力

据调查,我国医学科技成果转化率远低于美国。这与科研人员的转化意识和能力不足有关。因此,需要通过加强教育培训、完善激励机制、提供技术支持等方式,来提高科研人员的转化意识和能力,让他们能够从市场需求和临床实际出发,选择有应用前景和社会价值的科研方向和项目。

2. 加强外部合作和资源整合

医疗机构、科研机构、企业、资本等多方之间的信息不对称和资源低效配置是我国医工科研的主要障碍之一。为此,需要通过建立医工科研合作平台、完善相关法律法规、打破体制机制壁垒等方式,促进多方沟通交流和合作共赢,以实现科技成果的快速转移和转化。

3. 完善相关法律法规和政策支持

我国医工科研的主要难点之一是科技成果的知识产权和伦理道德保护不足,导致科研人员创新动力不足和成果转化风险高。为此,需要制定和完善相关的法律法规和政策,保护科技成果的知识产权和伦理道德,为科研人员提供法律保障。设立专项基金和专家委员会,提供技术服务和风险评估,为科技成果转化提供制度保障和激励保障。

4. 建立有效的评价和监督机制

我国医工科研的主要问题之一是科技成果转化的评价体系和评定标准不完善,导致科研人员的评价和奖励不公平和不合理。为此,需要通过建立以经济评价和社会效益评价为主体的科技成果转化评估体系和评定标准,实行科技成果转化的动态管理和跟踪反馈,提高转化质量和效率。

016 医工转化和数字医疗之间有什么联系?

数字医疗是利用数字技术来优化医疗服务和提高医疗效率的领域。而医工转化可以作为桥梁,将最新的数字技术应用于医疗器械和服务的开发中。两者相辅相成,具体联系如下:

1. 数据驱动的医疗决策

数字医疗依赖于大量医疗数据来提供更加精准的诊断和治疗方案。医工转化过程中开发的智能医疗器械和系统可以高效地收集、处理和分析这些数据,从而支持基于数据的医疗决策。例如,通过大数据分析和人工智能算法,可以实现更早期的疾病预测和个性化治疗建议。

2. 个性化医疗服务

数字医疗强调根据患者的具体情况提供个性化的医疗服务。医工转化可以通过研发定制化的医疗器械和治疗方案，满足数字医疗的这一需求。例如，3D打印技术可以用于制造符合个体解剖结构的植入物，或根据患者的基因信息定制药物。

3. 远程医疗服务

数字医疗通过远程医疗技术扩展了医疗服务的可达性。医工转化在这一领域发挥了重要作用，例如开发可远程监控患者健康状况的设备，如智能穿戴设备和远程监测系统，帮助医生实时掌握患者的健康动态。

4. 智能化医疗设备

数字医疗的发展推动了医疗设备的智能化，如智能手术机器人、自动化诊断系统等。医工转化可以将这些智能化技术从概念转化为实际可用的医疗产品，显著提高了医疗服务的质量和效率。

5. 政策和法规的支持

随着医工转化和数字医疗的快速发展，相关的政策法规也在不断完善，以确保医疗产品的安全性、有效性和质量控制。政府和监管机构出台了一系列政策措施，为这两者的发展提供了规范和保障。

017 如何保证医疗器械的法规遵从性？

医疗器械的法规遵从性是指在研制、生产、经营、使用等各个环节都符合国家的法律法规和技术标准的要求，以确保医疗器械的安全性、有效性和质量可控性。为保证医疗器械的法规遵从性，主要取决于以下几个方面的协同努力：

1. 完善的医疗器械法规体系

医疗器械是一个涉及多个领域和专业的复杂产品，其法规体系需要覆盖医疗器械的定义、分类、注册、备案、生产、经营、使用、监督、检验、评价、召回以及不良事件报告等多个方面，同时随着医疗器械的技术进步和市场变化，法规体系需要及时进行修订和完善。我国目前已经建立了以《医疗器械监督管理条例》为核心的多层次法规体系，包括法律、行政法规、部门规章、规范性文件、国家标准和行业标准等，全面涵盖了医疗器械的各个方面。

2. 医疗器械监管部门的职责与能力提升

医疗器械监管部门主要包括国家市场监督管理总局、省级食品药品监督管理部门、国家药品不良反应监测中心及其省级分中心等，这些机构负责医疗器械的注册、备案、生产、经营、使用、监督、检验、评价、召回和不良事件报告等方面的管理和指导。为保障法规遵从性，医疗器械监管部门需要不断强化自身职责和能力，建立健全医疗器械监管制度和流程，加大医疗器械监督检查和执法力度，及时发现并处理医疗器械相关违法违规行为，确保法规的有效执行。

3. 医疗器械生产经营使用单位的自律与责任增强

医疗器械生产经营使用单位是医疗器械法规遵从性的第一责任人，必须严格遵守国家法律法规和技术标准，建立并实施健全的医疗器械质量管理体系，确保产品的安全性、有效性和质量可控性。此外，医疗器械生产经营使用单位还需要积极配合监管部门,及时报告医疗器械缺陷和不良事件,主动采取医疗器械召回和补救措施,承担起医疗器械法规遵从性的相应责任和义务。

4. 医疗器械消费者与社会监督和参与的加强

医疗器械消费者和社会公众是医疗器械的法规遵从性的重要利益相关者,他们需要增强法律意识和风险意识,合理选择和使用医疗器械,维护自身合法权益。同时,医疗器械消费者还需要积极参与对医疗器械的监督,及时向医疗器械监管部门和生产经营使用单位反馈使用情况和问题,推动医疗器械法规遵从性的提高。

018　医疗器械专利申请流程包括哪些步骤?

医疗器械的专利申请流程主要包括以下几个关键步骤:

第一步:申请人需要提供原始技术资料和个人信息,包括但不限于发明创造的名称、摘要、说明书、权利要求书和技术图表等。同时还需提交申请人的个人信息,如姓名、地址和联系方式等。

第二步:为确保申请文件符合专利法的要求,申请人可选择委托专业的专利代理机构,签订委托代理协议后,专利代理人将负责撰写专利申请文件。此外,如果需要,代理人可先行检索相关专利文献,以避免重复申请或潜在侵权问题。

第三步:申请人或其代理人向国家知识产权局提交完整的专利申请文件,取得专利申请号,并按规定缴纳专利申请费用。国家知识产权局将对申请文件进行形式审查,确认文件是否齐全、规范且有效。

第四步：国家知识产权局对发明专利申请会进行初审，初审通过后，申请文件会在 18 个月后自动公开。公开后的 6 个月内，申请人可以向国家知识产权局提出实质审查请求，否则视为放弃申请。

第五步：国家知识产权局对发明专利申请进行实质审查，主要是评估申请的发明创造是否具有新颖性、创造性和实用性，审查过程中，如果发现不符合条件的问题，会出具审查意见书，要求申请人在规定期限内做出答复或修改。

第六步：国家知识产权局根据申请人的答复或修改，决定是否授予专利权：如果授予专利权，会出具专利授权通知书，并在专利公报上公告，随后向申请人发放专利证书；如果不授予专利权，会出具驳回通知书，并告知申请人有权在规定期限内提出复审请求。

019 医工转化中，如何做好知识产权保护？

在医工转化过程中，知识产权保护是保障医疗器械创新成果合法权益和市场竞争力的重要手段，为了有效保护知识产权，应遵循以下几个原则：

1. 尽早申请专利

专利是保护医疗器械创新成果的重要形式，它可以防止他人侵权和抄袭，提高创新的价值和影响力。医疗器械研发人员应该在创新成果形成之初，就及时向国家知识产权局或者国际专利机构提交专利申请，以确保专利的新颖性和有效性。

2. 保护商业秘密

商业秘密是指不为公众所知、能够为权利人带来经济利益，具有实际或者潜在商业价值，并且被权利人采取了保密措施的技术信息或者经营信息。在医工转化过程中，医疗器械研发人员应该对研发过程中的商业秘密进行严格保护，避免泄露给无关人员或公开发表。此外，要与合作方签订保密协议，明确约定保密范围、期限以及违约责任等。

3. 签订合理的合同

合同是医疗器械研发人员与合作方或者转让方之间的法律文书，明确了双方的权利和义务，规范了双方行为，有助于预防和解决纠纷。在医工转化项目中，合同应该对知识产权的归属、分配、许可、转让以及保护措施等方面进行详细约定，以确保各方的合法权益。

020　知识产权转让运用的主要形式有哪些？

在医工转化过程中，知识产权的转让和运用是实现科技成果商业化和产业化的关键环节。主要形式包括以下几种：

1. 自主开发

知识产权所有人自行利用知识产权进行产品的研发、生产、销售等活动，实现知识产权的商业化和产业化，例如，北京大学第三医院自主开发的"智能脊柱手术机器人"，通过自主研发将创新成果转化为实际产品推向市场。

2. 合作开发

知识产权所有人与其他机构或个人合作，共同利用知识产权进行产品的研发、生产、销售等活动，实现知识产权的共享和协同。例如，北京积水潭医院与北京某医疗器械有限公司合作开发的"全球首款人工髋关节"，通过合作加速了技术的应用和市场化。

3. 许可使用

知识产权所有人将知识产权的使用权授权给其他机构或个人，收取一定的许可费或分成，同时保留知识产权的所有权。例如，北京大学第一医院将"肿瘤微环境调控技术"许可给北京某医疗科技有限公司，促进了技术的广泛应用。

4. 转让授权

知识产权所有人将知识产权的所有权完全转让给其他机构或个人，收取一定的转让费或股权，放弃知识产权的使用权。例如，北京大学第三医院将"肝癌早期诊断技术"转让给北京某生物科技有限公司，实现了技术的高效转化。

第二部分 医工转化技术研发篇

021　医疗器械风险分类原则

医疗器械是一种用于人体的仪器、设备、器具、体外诊断试剂及校准物、材料以及其他类似或者相关的物品。

依据影响医疗器械风险程度的因素，医疗器械可以分为以下几种情形：

1. 根据结构特征的不同，分为无源医疗器械和有源医疗器械。

2. 根据是否接触人体，分为接触人体器械和非接触人体器械。

3. 根据不同的结构特征和是否接触人体，医疗器械的使用形式包括：

无源接触人体器械：液体输送器械、改变血液体液器械、医用敷料、侵入器械、重复使用手术器械、植入器械、避孕和计划生育器械、其他无源接触人体器械。

无源非接触人体器械：护理器械、医疗器械清洗消毒器械、其他无源非接触人体器械。

有源接触人体器械：能量治疗器械、诊断监护器械、液体输送器械、电离辐射器械、植入器械、其他有源接触人体器械。

有源非接触人体器械：临床检验仪器设备、独立软件、医疗器械消毒灭菌设备、其他有源非接触人体器械。

022 有源医疗器械产品研发的流程是什么？

有源医疗器械是指任何依靠电能或者其他能源，而不是直接由人体或者重力产生的能量，发挥其功能的医疗器械。这类器械通常需要外部能源（如电力、气体等）来驱动其内部的机械、电子或光学系统，以实现其预期的医疗功能。例如，常见的有源医疗器械包括心电监护仪、呼吸机、X射线机、植入式心脏起搏器、超声诊断仪等。有源医疗器械产品研发流程通常遵循以下六个主要阶段：

1. 设计开发策划阶段

在这个阶段，主要是项目的立项、开发计划和开发任务的制定。包括根据年度产品开发计划、顾客需求和市场调查结果进行立项，描述项目的经济意义，编制设计开发任务书，内容包括项目描述、型号规划、结构组成、功能要求及主要性能参数等。

2. 设计开发输入阶段

这个阶段包括产品开发计划与风险管理计划，详细分析产品需求规范，包括竞品分析、系统架构设计、子模块与子系统设计，确保满足可维护性需求、可制造性需求与适应证要求等。

3. 设计开发输出阶段

在这个阶段，需要形成包括图纸、设计输出文件等在内的技术文档。对于有源医疗器械，还需明确软件的功能模块、接口与交互机制，同时详细设计硬件模块，提供设计原理的理论基础说明。

4. 设计开发验证阶段

对功能和性能进行验证,包括各子系统集成测试、软件系统测试、动物实验、前期生物学评价等。同时进行设计评价、设计定型验证,以确保产品性能与指标符合要求。

5. 设计开发确认阶段

进行动物实验、可用性测试、软件用户测试、网络安全评估、临床评价。通过用户测试与可用性总结性评价,确保产品在实际使用环境中的安全性与有效性。

6. 设计开发转移阶段

将设计转移到生产环节,包括制定生产工艺、SOP(标准操作程序)、检验规范、生产流转卡、审批记录、特殊过程确认、关键过程验证,以及材料评价、供应商与设备管理等,确保生产质量与效率。

在整个流程中,风险管理是贯穿始终的,这是医疗器械行业与其他行业的本质区别。以上步骤为有源医疗器械产品研发的大致流程,具体实施时可能会根据产品特性和公司策略有所调整。

023 无源医疗器械产品研发的流程是什么?

无源医疗器械是指不依赖任何能源(如电力、机械能、化学能等)驱动,仅通过物理方式(如重力、压力、人体自然运动等)或自身材料特性来实现其功能的医疗器械。这类器械通常不需要外部能源供应,也不涉及复杂的电子或机械系统。无源医疗器械产品研发的流程通常包括以下几个主要阶段:

1. 设计开发策划

市场调研与需求分析：通过市场调研、客户反馈、行业动态分析等方式，确定产品的市场需求和临床应用方向。

项目建议与立项：根据调研结果，制定项目开发建议书，明确项目目标、技术可行性、资源需求等，并提交公司高层批准。

组建项目团队：成立项目开发小组，明确各成员的职责和分工。

2. 设计开发输入

制定设计开发任务书：明确产品的功能、性能、结构要求，适用的法规和标准，以及风险管理计划。

收集相关资料：包括类似产品的设计经验、法规要求、安全标准等。

3. 设计开发输出

初步技术设计：完成产品的全部图样及设计文件，包括外形图、材料清单、生产工艺文件等。

样机试制与验证：根据设计文件制作样机，并对样机的性能、结构、外观等进行测试和验证。

4. 设计开发评审

内部评审：组织相关部门对设计输出进行评审，评估其是否满足设计输入的要求，包括安全性、可靠性、法规符合性等。

客户验证：必要时将样机送客户进行验证，并根据反馈进行改进。

5. 设计开发验证

小批量试产：在生产车间进行小批量试产，验证生产工艺的可行性和产品的稳定性。

型式试验：对试产产品进行检测，确保其符合相关标准。

6. 设计开发确认

模拟使用与临床评估：通过模拟实际使用场景或进行临床试验，确认产品的可用性和安全性。

外部鉴定：将产品送至第三方检测机构或医院进行验证，确保其符合国家法规和标准。

7. 设计开发转移

生产工艺文件完善：将设计文件转化为生产文件，确保生产过程的标准化。

质量体系准备：编制检验规程、作业指导书等，为产品上市后的质量控制做好准备。

8. 注册资料准备与产品注册

准备注册文件：包括产品技术要求、检验报告、临床评价报告等。

提交注册申请：按照国家药监局的要求提交注册资料，并完成注册流程。

9. 设计开发更改

变更管理：在产品开发过程中，根据测试结果或客户需求，对设计进行必要的更改，并重新验证。

整个研发流程需要严格遵循法规要求，同时注重风险管理，确保产品的安全性、有效性和合规性。

024　敷料类医疗器械产品研发的流程是什么？

针对敷料类医疗器械产品的研发流程，以下是关键步骤：

1. 市场调研与产品概念阶段

在这一阶段,企业需要进行市场调研,了解同类产品的性能、价格及市场份额等信息。同时,明确产品的潜在需求和市场定位,以及产品的预期用途和目标用户群体。例如,针对慢性伤口护理的敷料产品,需要考虑其吸收渗出液的能力和为伤口愈合提供有利微环境的特性。

2. 设计输入与策划阶段

根据市场调研结果和产品概念,制定详细的设计要求,包括产品的功能、性能、结构和软件要求。同时,制定设计开发计划书,明确设计开发的各个阶段任务、责任人和进度要求。例如,对于含银敷料产品,需要明确银的成分、含量以及其在产品中的作用。

3. 原材料选择与控制

选择合适的原材料是确保产品质量的关键。企业需要根据产品的预期用途和性能要求,选择合适的材料,并确保原材料的质量和供应稳定性。例如,对于液体敷料产品,需要选择具有良好成膜性的材料,如聚乙二醇或聚乙烯醇等。

4. 产品设计与开发

在这一阶段,研发团队将根据设计要求进行产品的详细设计,包括图纸绘制、材料选择和工艺流程设计等。同时,需要进行风险分析,评估产品设计中可能存在的风险,并采取相应的风险控制措施。

5. 原型制作与测试

制作产品原型,并进行一系列的测试,包括物理性能测试、化学性能测试和生物相容性测试等,验证产品设计的有效性和安全性。例如,对于含银敷料,需要进行银含量及动态释放量测试。

6. 临床评价与试验

根据产品的分类和特性,可能需要进行临床评价或临床试验。临床评价可以通过与已上市的同品种产品进行比较,或通过开展临床试验来论证产品的安全性、有效性。例如,对于新型的敷料产品,可能需要进行临床试验来评估其促进伤口愈合的效果。

7. 注册资料准备与申报

准备注册所需的所有文件和资料,包括产品的技术要求、性能研究资料、生物学评价资料、临床评价资料等。然后,将这些资料提交给监管机构进行产品注册申报。

8. 生产工艺验证与优化

在产品注册申报的同时,企业需要对生产工艺进行验证和优化,确保产品能够按照设计要求稳定生产。这包括对生产环境、设备、工艺参数等的验证和优化。

以上每个步骤都需要严格按照医疗器械的法规和标准进行,以确保产品的安全性和有效性。例如,含银敷料产品需要特别关注银的含量和释放特性,以及其对伤口愈合的影响。而对于液体敷料产品,则需要关注其成膜性和对不同极性和非极性溶剂的吸收差异。在整个研发过程中,企业还需要考虑产品的成本效益,确保产品的市场竞争力。

025 IVD试剂医疗器械产品研发的流程是什么?

IVD的全称是"In Vitro Diagnostic Products",中文译为"体

外诊断产品"。它是指用于在人体之外对样本（如血液、体液、组织等）进行检测和分析，以获取临床诊断信息的产品和服务。IVD产品包括体外诊断试剂、仪器以及相关的校准物和质控品等。针对IVD试剂医疗器械产品研发的流程，以下是关键步骤：

1. 立项准备阶段

在这个阶段，首先需要明确立项的方向，包括待测靶标、预期用途和应用场景等。同时，要明确市场容量和应用前景，包括相应疾病的发病率，以及市场上是否具有同类产品上市的情况，即要进行竞品情况分析。此外，还需查阅大量文献及行业报道，做到充分了解靶标研究进展和应用，评估检测方法和技术的可行性，以及确认设备环境条件、项目开发人员职能和组成等。

2. 产品研制阶段

完成立项后，便可以启动体外诊断试剂的研制阶段。研制前期包括原材料的筛选、主要生产工艺及反应体系的研究和产品验证研究3个阶段。筛选3家以上供应商，以确保最终选定的供应商有完善的质量体系，对于原材料能够提供合格的质量标准、出厂检定报告等资料。

生产工艺及反应体系研究：确定试剂用量、各种原材料配方的配比、反应条件、工作温度等参数。

验证研究阶段：用GMP厂房生产的3批次试剂盒进行产品验证，包括产品分析性能评估、产品稳定性研究、确定阳性判断值或参考区间等相关工作。

3. 注册检验阶段

上述阶段完成后，就进入注册检验阶段，用GMP厂房连续生产的3批次试剂盒进行注册检验抽样申请，然后进行注册检定。这个阶段的资料将汇总成产品注册申报时的文件，即《注册检测报告》。

4. 临床试验阶段

拿到注册检验报告后，启动临床试验阶段。临床试验阶段包括临床前准备、制定临床试验方案、过伦理临床协议签署、临床试验备案、临床试验实施、临床试验总结等。这个阶段的资料将汇总成产品注册申报时的文件，即《临床试验方案》和《临床试验报告》。

5. 注册审核阶段

临床试验完成后进入注册审核阶段，此时国家药品监督管理局根据注册申请人的申请，依照相应法定程序，对其拟上市的 IVD 试剂的安全性、有效性研究及其结果进行系统评价，以决定是否同意其申请。此阶段包括撰写并提交 IVD 注册申报资料、体系考核、根据发补通知单进行相应补充工作并提交发补资料。以上所有审核通过后，即可获证，至此试剂盒开发注册成功。

026 医工转化过程中，设计开发任务书是怎样制定的？

以下是制定医工转化过程中设计开发任务书的主要步骤：

1. 确定项目目标和范围

设计开发任务书的第一步就是明确项目的目标和范围。这包括确定项目要解决的医疗问题、预期的产品功能和性能指标，以及项目的最终目标（如获得医疗器械认证、上市销售等）。

2. 市场调研和需求分析

在任务书制定前，需要进行市场调研，了解同类产品的现状、市场需求、潜在用户群体以及竞争对手的情况。而需求分析则需要明确用户的具体需求,包括功能需求、性能需求和法规需求。

3. 技术可行性分析

基于项目目标和市场需求,还要进行技术可行性分析,评估现有技术是否能够满足项目需求,或是否需要开发新技术。这一步骤可能涉及向技术专家咨询和讨论。

4. 制定项目计划

项目计划应包括研发的各个阶段、关键里程碑、时间表和预算。项目计划应该细化到每个阶段的具体任务、负责人、所需资源和预期成果。

5. 确定质量保证和风险管理措施

设计开发任务书中应包含质量保证计划和风险管理措施。这包括质量控制标准、测试计划、风险评估和应对策略。

6. 法规和标准遵循

明确项目需要遵循的法规和标准,如医疗器械注册法规、ISO 标准等。这些法规和标准将指导产品的设计和开发,以确保产品合规。

7. 知识产权保护

规划项目的知识产权保护策略,如专利申请、商标保护等,以充分保护研发成果,防止侵权。

8. 资源分配

明确项目所需的人力、物力和财力资源,并进行合理分配。这包括研发团队的组建、设备和材料的采购、资金预算等。

9. 项目组织结构和沟通机制

设定项目组织结构,明确各个团队成员的角色和职责。同时建立有效的沟通机制,以确保项目信息的及时传递和问题的快速解决。

10. 项目评估和审核

设计开发任务书还应包含项目评估和审核的流程,以监控项目进度和质量,确保项目按计划进行。

11. 附件和支持文件

附上相关的支持文件,如市场调研报告、技术评估报告、法规遵循清单等,为任务书提供详细的背景信息和依据,增强任务书的可信度和可操作性。

设计开发任务书是医工转化项目成功实施的基础,它需要综合考虑市场、技术、法规等多方面因素,从而为项目的顺利进行提供指导和保障。

027 医工转化过程中,项目计划书通常需要体现哪些内容?

为了全面展示医工转化项目的价值、可行性及实施计划,项目计划书通常需要体现以下内容:

1. 研究目的与意义

明确阐述项目的研究目的和研究意义,解释其重要性,以及它如何满足当前的需求或解决特定的问题。

2. 研究背景分析

提供相关的背景信息,包括国内外研究现状、存在的科学或技术问题以及这些问题的紧迫性。这一部分应该详尽地回顾相关文献,以证明自己的研究是在一个坚实的理论基础上开展的。

3. 研究内容及方法

详细描述研究的具体步骤、所采用的方法和技术，以及这些方法是如何有效地解答研究问题的。这包括实验设计、数据收集和分析方法等。

4. 研究步骤与实施计划及可行性分析

展示项目的具体实施计划，包括各个阶段的时间节点和预期成果。同时，说明项目的可行性，解释为什么团队具备完成项目所需的资源和能力。

5. 研究目标及预期的突破点

明确项目的研究目标，提出项目预期达成的具体目标和潜在的突破点。这应与创新点紧密相关，以展示项目的独特价值和可能的影响。

6. 规划完成时间

提供项目的预计完成时间，列出关键里程碑。这有助于评审人员理解项目的时间表和关键阶段。

7. 预期成果形式

说明项目完成后预期的成果形式，包括研究报告、学术论文、专利、产品等。这有助于评估项目的实际贡献。

通过上述内容的详细介绍，项目计划书能够全面展示医工转化项目的价值、可行性和实施计划，从而说服评审专家支持项目的开展。

028　医工转化过程中，如何做好产品技术分析？

在医工转化中，做好产品技术分析的关键步骤包括：

1. 临床与工程的结合

医工结合的核心在于利用医学知识结合工程技术解决问题。医疗人员可以提供临床需求的见解，而工程师则负责将这些需求转化为实际的技术解决方案。

2. 项目评估

在形成初步的解决方案后，对项目进行评估是至关重要的。这包括确认临床需求的真实性、评估技术解决方案的可行性以及预测未来的商业转化模式和市场价值。

3. 寻找合适的工程合作团队

选择合适的工程合作团队是医工转化成功的关键。这需要跨越学科的界限，确保团队能够理解临床需求并提供合适的技术解决方案。可以通过检索相关技术论文或资料，找到研究该技术的科研团队或器械厂商进行合作。

4. 签订合作协议

与工程团队合作开发产品时，签订详细的合作协议也是至关重要的。这包括明确合作目标、责任分配、知识产权归属以及成果转化的利益分配等。

5. 市场调研与产品优化

在产品开发过程中，进行深入的市场调研必不可少。这可以使开发人员了解医院和患者的真实需求，对产品功能进行多次调整，以确保产品能满足市场的需求。

通过这些步骤，医工转化能够更有效地将临床创新想法转化为实用的技术产品，从而推动医疗技术的创新发展。

029　医工转化过程中,如何做好产品法规分析?

在医工转化过程中,做好产品法规分析是确保产品顺利上市和避免法律风险的关键。以下是一些关键的策略和步骤,可以帮助团队有效地进行产品法规分析:

1. 建立跨学科团队

组建一个跨学科团队,包括医学专家、工程师、法律专家和法规专家。这种多元化的团队能够从多个角度审视产品,确保所有法规方面都得到了考虑。

2. 详细了解相关法规

深入的研究和理解产品适用的法规。这包括但不限于医疗器械管理条例、药品管理法规、食品安全法规等。同时跟踪法规的更新和变化,确保团队的操作符合最新的法规要求。

3. 进行风险评估

对产品在法规方面可能面临的风险进行评估,包括但不限于合规风险、法律纠纷风险等。根据风险评估的结果,制定相应的风险缓解策略。

4. 利用外部资源

考虑与专业的法规咨询机构合作,这些机构可以提供专业的法规解读和市场准入建议。参加行业会议和研讨会,与同行交流法规经验,以便了解最新的行业趋势和法规变化。

5. 进行模拟审查

模拟法规审查过程,对产品的设计、生产和上市后的各个环节进行审核,确保所有环节都符合法规要求。根据模拟审查的结果调整产品策略和操作流程，以提高产品的法规合规性。

6. 建立反馈机制

建立一个持续的法规反馈机制，及时获取市场和法规环境的变化，并快速调整产品策略。鼓励团队成员积极参与行业组织和协会，以便及时获取最新的法规信息和行业动态。

通过这些策略和步骤，医工转化过程中的产品法规分析可以更加系统和高效，这有助于确保产品的顺利上市和市场的合规运行。

030　医工转化过程中，如何进行设计开发评审？

在医工转化过程中，设计开发评审是确保产品设计满足法规要求、技术可行性和临床需求的重要环节。以下是设计开发评审的具体流程和要点：

一、评审的目的

设计开发评审的目的是确保设计开发结果的适宜性、有效性，是否达到规定的目标。评审需要覆盖设计开发的各个阶段，包括策划、输入、输出、验证、确认和转换阶段。

二、评审的时机

评审应贯穿设计开发的全过程，具体包括：

设计开发策划阶段：确保策划的全面性和合理性。

设计开发输入阶段：确保输入内容满足法规、标准和客户需求。

设计开发输出阶段：评估设计输出的完整性和可行性。

设计开发验证阶段：确认设计验证的可靠性。

设计开发确认阶段：确保产品符合预期用途。

设计开发转换阶段：评估设计转换的稳定性和可生产性。

三、评审的内容

设计开发评审可以从以下方面进行考虑：

1. 设计是否能满足所有规定的产品要求（法规、标准、客户需求）。

2. 设计和开发程序是否有效。

3. 是否选择了适宜的材料和措施。

4. 是否考虑了生物安全因素。

5. 设计是否合理并完成预期的医疗用途。

6. 是否进行了覆盖安全要素的风险分析。

7. 工艺操作是否可行。

8. 产品的性能是否符合要求。

9. 包装是否充分适宜，特别是对无菌医疗器械。

10. 灭菌过程是否充分适宜。

11. 器械和灭菌方法是否相协调。

12. 设计和开发过程中的更改及其效果是否得到控制。

四、评审的参与者

设计开发评审不应仅由直接承担设计开发项目的团队实施，还应包括独立评审人员、生产人员、质量管理人员、法规专家、临床人员等。必要时，可邀请外部专家或客户参与。

五、评审的方式

评审方式可以采用会议评审、专家评审、逐级审查、同行评审等，记录方式可以是评审清单、评审记录表或会议记录。

六、评审的输出

评审结束后，应形成评审报告，记录评审结果及需要采取的改进措施。评审报告需经批准后,研发团队需对评审中发现的问题进行跟踪和改进。

七、设计转换评审

在设计转换阶段,还需对生产环境、工艺文件、培训记录等进行评审,确保设计能够顺利转化为生产。

通过系统的评审活动,可以有效识别和解决设计开发过程中的问题,确保医疗器械产品的安全性、有效性和合规性。

031 医工转化过程中,如何进行设计开发更改?

在医工转化过程中,设计开发的更改是一个常见且必要的过程,主要涉及产品功能调整、外观设计改变等方面。以下是进行设计开发更改的一些关键步骤和考虑因素:

1. 确定设计变更的内容

(1)产品功能调整:这可能包括增加新的功能、改善原有功能或调整产品的性能指标等。例如,在可穿戴医疗器械中增加监测和统计走路步数功能,或者扩大血压测量值范围以满足更多适用人群。(2)外观设计的改变:如颜色的调整、产品包装的外观设计调整等,这些都可能影响产品的美观性和识别度。

2. 执行设计开发转换活动

在设计开发过程中,需要开展设计和开发到生产的转换活动,以确保设计和开发的输出在成为最终产品规范前得以验证,并适用于生产。这包括选择正确的供应商、决定购买哪些原材料,以及确保生产过程和服务满足设计要求。

3. 验证和确认设计输出

在设计开发转换完成后,需要对所有的设计输出进行验证和确认,包括采购产品的验证、生产过程的验证和确认等,以确保最终产品符合设计要求。

通过这些步骤,可以有效地进行医工转化过程中的设计开发更改,确保产品的功能和外观满足新的要求,同时也保证了产品能够顺利过渡到生产和上市阶段。

032　医工转化过程中,如何进行设计开发验证?

在医工转化过程中,设计开发验证是确保产品符合设计要求和预期性能的重要环节,验证内容如下:

一般来说,医疗器械生产验证工作开展流程有 5 个步骤,验证实施流程表包括确定验证目的,明确验证方式,制定验证计划,实施验证工作,形成验证报告五个部分内容。特殊情况下,会增加一些特殊步骤,比如验证发现了问题,或出现偏差,要针对偏差进行分析,查找根本原因,必要时采取预防和纠正措施等。

1. 确定评价目的

验证工作首先要确定具体的验证目的,比如工艺验证,以确保生产工艺的稳定性;灭菌验证,确保灭菌工艺的稳定性和灭菌效果。根据验证的目的来选择适当的验证方式并制定验证计划。

2. 明确验证方式

医疗器械验证主要有四种方式:前验证、同步验证、再验证和回顾性验证。根据验证目的的不同、产品的不同，对应选择不同的验证方式。比如，验证灭菌效果和工艺变更，应当选择前验证，这也是最主要的验证方式；对于取样规定较为完善，生产和工艺条件的监控良好的情况，可以考虑选用同步验证；已经运行较长时间、更换设备或出现系统性偏差时，则应当选择再验证；而对于产品质量指标稳定性验证等方面，由于积累了足够的数据，可以选择回顾性验证。选择正确的验证方式对于验证工作非常重要，如果错误地选择验证方式，会导致整个验证工作的失败。

3. 制定验证计划

制定验证计划是验证工作的关键，它决定了整个验证工作如何开展的全局规划，应明确验证小组人员、验证时间安排、验证方法、验证数据的收集以及验证结论的判断等信息，验证计划制定完成后，需要经过相关内设部门和人员批准，批准后方能实施。验证计划是指导验证工作开展的纲领性文件，体现了整个验证的思路和方法。验证工作的成功与否，与验证计划的相关性非常大。

4. 实施验证工作

根据批准的验证计划，要对验证小组成员和其他相关部门人员进行培训，做好准备工作并开展验证，除了要严格按照验证计划进行、注意验证工作中的细节外，还要特别重视验证过程中的数据收集。很多看似与结论不相关的数据，在分析结论原因的时候反而更能说明问题。

5. 形成验证报告

验证工作完成后，应当根据验证所获得的数据进行分析，形成验证报告。验证报告须送请相关内设部门和人员审阅，经签批后方才证明验证工作的完成。如果验证出现了与预期不一致的结果,则需要结合验证中获得的数据进行分析,查找原因并调整验证计划,重新进行全部或部分验证工作。

033 医工转化过程中,如何进行设计开发确认?

1. 设计确认的意义

GB/T 42061—2022 明确指出,为确保产品能够满足规定的应用要求或预期用途要求,应依据策划并形成文件的安排,对设计和开发进行确认。具体来说,需要提供客观证据,来确定产品的预期用途得到满足。例如,负压引流袋需要提供临床评价资料等以证明该产品具有负压引流的预期用途。

2. 设计确认的过程

(1) 编写设计确认方案

可以根据公司内部的《设计和开发控制程序》,编写本项目的设计确认方案,方案中应包括设计项目指标、被确认的样品、确认方法、接受标准和样本量原理的统计技术(适当时)等。

(2) 编写设计确认报告

设计确认报告是审查时必查的一个文件,大家应重视。设计确认报告中包括但不限于以下内容:

1) 预期用途确认:应对每一个预期用途进行确认。比如器械预期用途是保护和消毒,那么设计确认就必须要证明这两个预期用途。

2) 标签和说明书确认:需要对标签和说明书的可用性和易

理解性进行设计确认。这可以依据《医疗器械说明书和标签管理规定》逐条进行。

3) 产品有效期确认：应通过产品稳定性研究（一般为加速老化）来确定医疗器械的有效期，分为包装的有效期（无菌包装产品）和产品的有效期。

4) 临床评价确认：可采用豁免临床试验的方案、同品种评价或临床试验的方式进行评价。

5) 运输、贮存稳定性确认：确保产品已经做了运输稳定研究。

6) 生物相容性测试：根据 GB/T 16886.1 进行生物相容性评价。

7) 软件确认：如果含有软件的，应对软件进行确认。

8) 接口确认：产品预期用途要求连接其他器械的，应对接口进行确认，确保其满足规定要求。

9) 风险分析确认：依据 GB/T 42062—2022 的方法，对产品进行风险分析确认。

(3) 设计确认评审组织会审

对上述确认报告进行评审。评审团队应包括技术人员、质量人员、生产人员、法规人员及销售人员等，注意评审条款需回避本部门的工作内容。

3. 设计确认的注意事项

(1) 选择代表性产品：进行选择确认的样品不能是原理样品（或样机），而应是采用成熟稳定工艺生产的产品批次，应选择有代表性产品进行确认，且代表性产品具有所有型号的覆盖性，并记录选择的理由。(2) 与设计验证的区别：不要与设计验证混淆，设计验证和设计确认分别是两个重要的阶段，两者相辅相成。验证注重技术指标,而确认注重预期用途。一般是验证后,再进行确认。(3)确认产品不放行销售:不能放行销售用于确认的产品(如临床评价或性能评价的医疗器械),不能放行给顾客使用。(4)保留记录:应保留确认结果和结论及必要措施的记录。

034　医工转化过程中,如何进行产品样机制作?

在医工转化过程中,制作产品样机是验证设计方案和功能的重要步骤。以下是详细的制作流程:

1. 设计方案确认

根据专利产品的设计图纸和要求,确定模型样机的设计方案,包括材料、尺寸、结构等。

2. 收集专利产品的相关信息

包括收集产品的外形、尺寸、材料和功能等详细信息。利用计算机辅助设计软件(CAD)进行三维建模,根据产品的外形和尺寸进行模型设计。

3. 材料采购

根据设计方案,采购所需的材料。选择符合产品材料和功能要求的材质,确保模型的真实性和功能性。

4. 制作模型

根据设计方案和材料,进行模型的制作,包括切割、打磨、组装等工艺。

5. 进行模型的优化和调整

进行模型的渲染和动画制作,使模型更加生动和直观。检查并优化模型的细节,确保模型的准确性和可用性。

6. 装配测试

将制作好的模型进行装配,并进行功能和实用性测试,验证其功能和实用性是否符合设计要求。

7. 修正改进

根据测试结果,对模型进行必要的修正和改进,以达到更好的效果。

8. 完成样品

经过多次修正和改进后,最终制作出符合要求的模型样品,并进行外观处理和标识。

035 医工转化过程中,如何进行设计转移?

在设计转移之前,必须确认产品设计已经通过验证,并且符合用户需求和预期用途。同时,确认设计的各项要求已经被满足,并且符合适用的法规和标准。以下是设计转移的关键步骤:

1. 设计验证与确认

设计验证:确认产品能够按预期工作,达到预定的性能和安全要求。即符合产品设计规范的要求。设计确认:确保产品符合目标市场和用户的需求。即符合用户需求。

2. 编制设计转移计划

制定详细的设计转移计划,包括转换过程的时间表和里程碑、生产环境中的资源需求(如设备、人员、原材料等)、质量控制要求、任何潜在的风险及其应对策略,以及设计转换后的持续监控和反馈机制。

3. 准备生产文件

设计转换过程中,必须确保所有相关的设计文件、技术文档和规格书都准备齐全,并传递给生产团队。

4. 生产工艺开发和鉴定/确认

开发并验证生产工艺,以确保批量生产能够按照设计规格要求进行。

5. 培训生产人员

对生产人员进行培训,确保他们理解并掌握新的生产工艺、设备操作、安全要求以及质量控制流程。

6. 进行试生产和确认

在实际生产之前,通常会进行试生产(或小批量生产),来确认生产过程是否符合设计要求。

7. 质量控制和合规性检查

在设计转换过程中,严格执行质量控制,确保生产过程和产品质量符合相关的法规和标准。

8. 产品监控和反馈

设计转换后,对第一批产品应进行持续的产品监控,收集市场反馈和质量数据,持续改进产品质量和生产工艺,确保产品的质量和合规性始终符合要求。

9. 文件和记录管理

设计转移涉及大量的文档和记录管理,所有的设计、生产、质量控制等环节都需要有详尽的文档记录。

10. 设计变更管理

在设计转移之后,若有任何设计变更,都必须通过严格的变更控制程序进行管理。

11. 设计转移的关键要点

清晰的沟通与协作：设计转移需要研发、生产、质量、法规等多个部门的紧密配合和协作。

确保合规性：设计转移过程必须确保符合所有相关的法规要求。

质量控制：确保生产过程中的每个环节都有严密的质量控制，能够按要求生产出安全、有效的医疗器械。

持续的监控和反馈：产品上市后，持续收集和分析市场反馈，以便及时采取措施，改进产品质量和生产工艺。

036 医工转化过程中，同品种医疗器械临床评价路径是怎样的？

医疗器械临床评价是指采用科学合理的方法对临床数据进行分析、评价，以确认医疗器械在其适用范围内的安全性、有效性的评价活动。同品种医疗器械临床评价路径如下：

1. 无差异情况

当申报产品与同品种医疗器械在设计、材料、性能等方面不存在差异时，则可以对同品种医疗器械的临床文献及临床经验数据进行直接收集、分析，形成临床评价报告，完成临床评价；

2. 存在差异情况

当申报产品与同品种医疗器械存在差异时，则需要进一步核实是否可以通过申报产品的非临床研究资料、临床文献数据、临床经验数据、针对差异性在中国境内开展的临床试验资料来证明差异性对产品的安全有效性未产生不利影响。若可以,则对同品种医疗器械的临床文献和临床经验数据进行收集、分析,形成临床评价报告,完成临床评价;若不可以,则不可以选择同品种临床评价路径,而应该实施新的临床试验。

同品种医疗器械对比临床评价流程

1	申报产品与同品种医疗器械基础技术资料收集整理
2	文献检索
3	临床研究数据、临床经验数据、不良事件等专业数据收集
4	申报产品与同品种医疗器械差异性分析并撰写同品种对比表
5	对比项目支持性资料收集,并进行分析评价(定性及定量分析确认)
6	撰写临床评价报告并提交注册
7	补正资料(依据审评补正要求)

037 医工转化过程中,如何进行动物试验?

医疗器械动物试验是根据试验目的,选用符合试验要求的动物,在预先设计的研究方案规定下,进行产品可行性、安全性和有效性研究,观察并记录动物的反应过程及结果,以评估医疗器械对生命活动的作用和影响。

1. 决策开展动物试验流程图

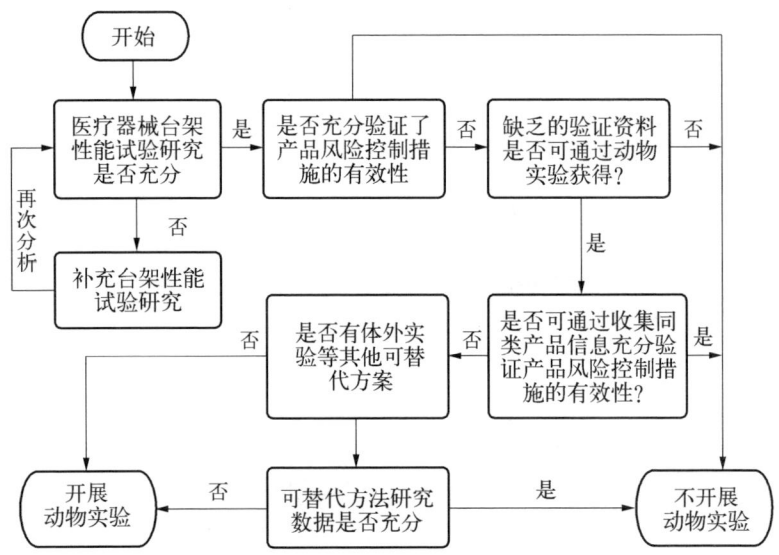

2. 动物试验研究方案设计

在设计医疗器械动物试验研究方案时需综合考虑多种因素，如试验目的、受试器械和对照、动物及动物数量、观察时间和频率、评价指标的设定等。

038 医工转化过程中，如何进行产品性能测试？

在医工转化过程中，产品性能测试确保了医疗器械的安全性和有效性。具体步骤如下：

1. 产品性能测试

在产品开发结束后，要对产品进行整体性验证，以测试产品性能。具体可通过非破坏性测试、破坏性测试、替代品和计算机仿真四种方式进行。测试数据分析包括公差区间分析、假设检验、方差分析以及测量系统分析。

2. 基本性能达标测试

按 IEC60601 安全通用标准或专用标准逐条测试。但适用的条款中,在产品合格的判断条件内必须结合制造商定义和识别出的"基本性能"和安全限值,来判断产品是否丧失或超过限值。

通过上述详细的测试和分析,可以确保医工转化过程中的产品不仅满足安全要求,而且能够提供预期的临床效果。

039 医疗器械研发团队应该包括哪些角色?

一个典型的医疗器械研发团队通常需要跨学科的专业知识和技能人员,以确保产品从概念到市场的全过程都得到妥善处理。以下是医疗器械研发团队中可能包含的角色:

1. 项目经理

负责整个研发项目的管理和推进,包括项目立项、计划、组织、协调、监控和评估等,他是研发团队的核心领导者。

2. 产品经理

负责确定和分析用户及市场需求,制定产品的功能、性能、设计和用户体验等要求,他是研发团队的核心指导者。

3. 技术专家

负责提供和支持研发过程中的技术解决方案,包括结构、硬件、软件和系统等方面,他是研发团队的核心创造者。

4. 质量专家

负责建立和执行质量管理体系，确保研发产品的质量符合标准和规范，工作内容包括质量规划、检验、评价和改进等方面，是研发团队的核心保障者。

5. 注册专家

负责识别和分析研发产品的法规和标准要求，制定和执行注册和审批策略及流程，工作职责包括注册分类、文件准备、试验和申报等方面，他是研发团队的核心合规者。

6. 临床专家

负责设计和实施研发产品的临床评价，验证产品的安全性和有效性，职责范围包括临床方案制定、试验、数据分析和报告等方面，是研发团队的核心验证者。

这些角色之间需要紧密合作，共同解决研发过程中遇到的技术和管理问题。一个高效协作的研发团队能够加速医疗设备的研发进程，提高产品上市的成功率。

040 医疗器械研发周期通常有多久？

医疗器械的研发周期是一个复杂且多阶段的过程，通常涉及从概念设计到最终产品上市的多个环节。特别是对于三类医疗器械，研发周期可能长达5～8年。这个周期的长度受到多种因素的影响，包括设备的复杂性、技术难度、临床试验的需求以及法规审批的流程。

在研发周期的初期，首先需要进行市场调研和需求分析，以确定产品的潜在用户和预期用途，为后续设计提供依据。随后，设计团队会开始着手概念设计,这一阶段可能包括原型的创建和初步的功能测试。设计开发阶段通常包括设计输入、设计输出、设计验证和设计确认等关键步骤。在这个阶段,研发团队需要确保产品满足所有预定的性能标准和安全要求。

接下来是临床试验阶段,这是验证医疗设备安全性和有效性的关键环节。临床试验可能需要进行数年时间,因为它们通常包括多个阶段,从小型的初步研究到大型的多中心研究。临床试验的结果将直接影响设备是否能够获得监管机构的批准。

在临床试验后,研发团队需要准备注册申报材料,提交给相应的监管机构,如美国食品药品监督管理局(FDA)或欧盟的CE标记。这个过程可能涉及与监管机构的多轮沟通和文件修订。

最后,一旦产品获得批准,医疗设备就可以进入生产和市场推广阶段。然而,即使在产品上市后,研发团队仍需进行后市场监测,以确保设备的长期安全性和有效性。

总的来说,医疗器械的研发周期之所以长,是因为必须确保产品的高标准安全性和有效性,同时满足复杂的法规要求。这不仅涉及技术挑战,还包括与监管机构的互动、临床试验的组织和执行,以及对市场动态的持续关注。

第三部分 医工转化产品注册篇

041　医疗器械的分类有哪些？

医疗器械是指直接或间接用于人体的仪器、设备、器具、体外诊断试剂及校准物、材料以及其他类似或者相关的物品，包括所需要的计算机软件。根据其风险程度，医疗器械被分为不同的类别，以下是医疗器械的分类：

Ⅰ类医疗器械：

风险程度最低，通常是一些基本的医疗用品，如医用纱布、绷带、手术刀片等。这些产品通常不需要进行复杂的审批流程，因为这些产品对人体健康的风险很小。

Ⅱ类医疗器械：

风险程度中等，通常是一些需要更严格监管的产品，如血压计、体温计、助听器等。这些产品需要进行注册和审批，以确保其安全性和有效性。

Ⅲ类医疗器械：

风险程度最高，包括植入人体内的器械，如心脏起搏器、人工关节、血管支架等。这些产品需要经过严格的临床试验和审批流程，以确保其安全性和有效性。

042　医疗器械分类界定的流程是怎样的？

医疗器械分类界定是确保产品正确分类、注册和备案的重要步骤。以下为详细的分类界定流程：

1. 判断是否为医疗器械

首先,需要确定待界定的产品是否符合医疗器械的定义。医疗器械是指直接或者间接用于人体的仪器、设备、器具等,其效用主要通过物理方式获得,而非药理学、免疫学或代谢方式获得,但也可以有这些方式的辅助作用。

2. 查看最新分类目录和界定结果

在确定产品为医疗器械后,需要查阅最新的医疗器械分类目录和过去的分类界定结果,查看是否有类似的产品及其分类结果。

3. 在线提交申请资料

申请人需要登录"中国食品药品检定研究院(国家药监局医疗器械标准管理中心)"网站,依次进入"办事大厅"——"医疗器械标准与分类管理"——"医疗器械分类界定信息系统"页面,在线提交申请资料。如首次登录则需要注册,并按照系统提示在线填写相关资料、上传文件。

4. 准备申请资料

申请资料包括申请资料目录、申请登记表、拟上市产品说明书、产品照片或使用步骤照片、拟上市产品技术要求、证据性材料(如研究数据、文献引用等)等。这些资料应详细列出产品的相关信息,包括产品名称、预期用途、结构组成、工作原理和作用机理、使用形式、状态、部位、期限及方法等。

5. 注意事项

填表内容应清晰完整,无空白项。在信息系统中首次上传申请资料和补正资料时,应同时上传签章文件的扫描件和对应Word版文件。附件类产品的功能、用途等信息与其配套使用的主机对应内容应保持协调一致。申报材料要求参照相关公告,所有资料需加盖签章,纸版文件需加盖骑缝章。

通过上述步骤,可以完成医疗器械的分类界定工作。这个过程确保了医疗器械的分类准确,有助于产品的注册和备案,从而保障公众的健康和安全。

043　Ⅰ类医疗器械产品备案流程是怎样的?

Ⅰ类医疗器械产品备案流程相对简单,但仍需严格遵守相关规定,以确保产品质量和合规性。以下是详细的备案步骤:

1. 产品评估

首先企业需要确定产品属于第Ⅰ类医疗器械,这通常是指风险程度低,通过常规管理足以保证其安全性的医疗器械。

2. 准备备案资料

企业需要准备以下资料:① 第Ⅰ类医疗器械备案表;② 产品技术要求,包括产品的性能指标、检验方法等;③ 产品检验报告,由具有资质的检验机构出具;④ 产品说明书,包括产品名称、规格型号、预期用途、使用方法等;⑤ 生产企业资质证明,如营业执照、医疗器械生产许可证等;⑥ 其他相关资料,如产品标签、包装样稿等。

3. 网上备案系统提交

通过国家药品监督管理局的网上备案系统提交备案资料。

4. 备案资料审核

由省级药品监督管理部门对提交的备案资料进行审核。

5. 备案公示

审核通过以后,备案信息将在国家药品监督管理局网站上公示,公众可以登录查询。

6. 获取备案凭证

审核通过后,企业将获得第Ⅰ类医疗器械备案凭证。

7. 后续管理

按照《医疗器械监督管理条例》的要求,企业应对已备案的产品进行生产、销售和售后服务,并接受监管部门的监督检查。

注意事项包括① 资料真实性:备案资料应真实、完整、准确。② 及时沟通:备案过程中如有问题,应及时与监管部门沟通。③ 变更更新:备案信息如有变更,应及时更新备案资料。

044　Ⅱ类医疗器械产品注册流程是怎样的?

Ⅱ类医疗器械产品注册流程是一个严格且复杂的程序,涉及多个步骤和要求。以下是Ⅱ类医疗器械产品注册的主要流程。

1. 产品检测

在产品设计基本成熟后,首要任务就是编制产品技术要求文档,并先行开展内部自测,以确保产品符合预定标准。

2. 准备注册申报资料

准备资料包括但不限于以下资料:① 境内医疗器械注册申请表;② 资格证明,包括营业执照副本;③ 产品技术要求;④ 安全风险分析报告;⑤ 适用的产品标准及说明;⑥ 产品性能自测报告;⑦ 医疗器械检测机构出具的产品注册检测报告。

3. 形式审查

对申请资料进行形式审查,并根据情况分别作出处理,若资料齐全、符合形式审核要求的,则予以受理。

4. 技术审评与质量体系核查

省级药品监督管理部门政务窗口受理后,将注册申请资料转至药审中心进行技术审评。同时,将质量体系核查资料转至核查中心。

5. 行政审核

技术审评通过后,进入行政审核阶段,对提交的资料做进一步的审核。

6. 行政审定

行政审核通过后,便进入行政审定阶段,对产品进行最终审查和决定。

7. 制证与送达

审定通过后,相关部门将制作医疗器械注册证,并送达申请人。

8. 临床评价

根据产品特征、临床风险、已有临床数据等情况,选择适当的临床评价路径:如开展临床试验或者通过对同品种医疗器械临床文献资料及临床数据进行分析评价,来证明医疗器械的安全性、有效性。

9. 提交注册申报资料

申请人通过省级药品监督管理局行政审批系统在网上申报。网上申报成功后,系统会自动生成带有核对码的申请表,申请人可下载打印并提交。

10. 缴费

申请人在受理后一定工作日内完成缴费,并将缴费凭证上传至省级药品监督管理局行政审批系统。

11. 注意事项

整个流程可能需要 18 个月至 36 个月或更长时间,具体取决于是否需要进行临床试验以及审评过程中的复杂性。注册申请人可参照《决策是否开展医疗器械临床试验技术指导原则》,判定是否需要开展临床试验,并结合近期国家药品监督管理局医疗器械技术审评中心发布的通告,选择适宜的临床评价路径。

045 Ⅲ类医疗器械产品注册事项梳理

Ⅲ类医疗器械作为最高级别风险程度的产品,需到国家药监局医疗器械技术审评中心(器审中心)进行注册资料的提交。以下为Ⅲ类医疗器械注册申报资料、申报流程以及法规中规定的注册审评审批时限梳理。

1. 登录方式

登录有 2 种方式:一种是器审中心网站登录,另一种是电子申报 App 登录。

2. 提交注册资料

根据《医疗器械注册与备案管理办法》中第五十二条规定,需准备以下注册申请资料:(1)产品风险分析资料;(2)产品技术要求;(3)产品检验报告;(4)临床评价资料;(5)产品说明书以及标签样稿;(6)与产品研制、生产有关的质量管理体系文件;(7)证明产品安全、有效所需的其他资料。

3. 提交方式

线上提交:通过 eRPS 系统提交电子申报资料,需提前领取数字认证证书(CA)。提交前需完成电子签章,签章后的文件不可修改。

线下提交:提交纸质注册申报资料及存储有 RPS ToC 形式注册申报资料的 U 盘。需提供纸质版和电子扫描件的"纸质版资料与电子版文档一致性声明"。

4. 注册时限

整个注册过程包括以下环节,共计 191 个工作日:签收(3日)、受理(5日)、受理转交(3日)、审评(90日)、补正审评(60日)、审批(20日)、制证(10日)。每月按 20 个工作日计。

以上过程中受理过程如资料准备不全或不够准确,可能会出现立卷审查发补的情况,补正一次则签收+受理过程需重复一次。器审中心为提高企业的补正通过率,提供了一次在正式补齐补正前的预审查机会,企业可选择进行预审查,也可直接提交正式补齐补正,补正时限正常为 1 年内完成补正资料提交(预审查时间包含在内)。

046 医疗器械延续注册的流程是怎样的?

医疗器械的延续注册流程主要包括以下几个步骤:

1. 申请时间

申请人必须在医疗器械注册证有效期届满 6 个月前向原注册部门提交延续注册申请,并提交相关的申报资料。

2. 资料提交

申请人需要按照相关要求准备并提交申报资料,这些资料将经过立卷审查并受理。

3. 技术审评

资料受理后,由技术审评机构针对产品的变化部分进行审评。第Ⅱ类医疗器械的审评时间约为60个工作日,第Ⅲ类则为90个工作日。

4. 发放注册文件

技术审评完成后,相关部门将在10个工作日内发放延续注册文件。

5. 注意事项

如果注册产品的管理类别发生调整,注册人应当根据调整后的类别向相应的药监部门申请注册或备案。在领取新的医疗器械注册证书时,应提交原注册证原件,可以通过邮寄方式提交。若注册产品在有效期内发生了重大的结构性变化,也需要重新提交相关资料进行审评。这些步骤确保了医疗器械的持续安全性和使用有效性,同时也帮助保持了医疗器械市场的规范和秩序。

047 医疗器械注册变更流程是怎样的?

医疗器械注册变更分为登记事项变更和许可事项变更,涉及多个步骤。具体如下:

1. 变更分类

(1)登记事项变更:涉及注册人名称和住所、代理人名称和住所、境内医疗器械生产地址等信息的变化。(2)许可事项变更:涉及产品名称、型号、规格、结构及组成、适用范围、产品技术要求等关键信息的变化。

2. 准备变更材料

根据变更内容准备相应的变更材料,包括但不限于：变更说明、变更申请表、原注册证书、技术文献(产品风险分析资料、产品技术要求)、产品检验报告、临床评价资料(如适用)、产品说明书以及标签样稿、质量管理体系文件等。

3. 提交申请

申请人按照要求向食品药品监督管理部门提交变更注册申请及所需资料。

4. 形式审查

受理部门对申请材料进行形式审查,确保材料齐全、规范。若材料不齐全或不符合法定形式,受理部门会要求申请人在规定时间内补正。

5. 技术审评

技术审评机构会对申请材料进行实质性审查,对产品的安全性、有效性、质量可控性等方面进行评估。如有必要,技术审评机构还会要求申请人补充相关材料或进行现场核查。

6. 行政审批

行政审批部门对申请进行最后的审核,并作出是否准予变更注册的决定：若准予变更注册,将会颁发新的医疗器械注册证；若不准予变更注册,将会书面说明理由。

7. 后续监管

变更注册完成后,食品药品监督管理部门会对变更后的产品进行后续监管,确保其符合相关法规和标准的要求。

8. 变更后的处理

取得注册变更文件后,注册人应当根据变更内容自行修改产品技术要求、说明书和标签。对于审批范围外的变更事项,企业也应按体系要求进行变更的验证和确认。

整个流程需要注册人严格按照法规要求和程序进行,以确保变更注册的合法性和有效性。需要注意的是,医疗器械变更注册的具体流程可能因地区、产品类型等因素而有所不同,因此在实际操作中,建议申请人提前咨询相关部门或专业机构,了解具体的流程和要求。

048 创新医疗器械的申请流程是怎样的?

创新医疗器械的申请流程主要包括以下几个关键步骤:

1. 准备阶段

申请人需准备详细的申请材料,包括但不限于《创新医疗器械特别审查申请表》及其他支持性文件,如企业资质证明、产品知识产权证明、产品研发过程及结果综述等。

2. 初审

境内产品需通过所在省级药品监管部门的初审,并在初审通过后,由省局盖章确认并提交至国家药监局。对于进口产品,则需要直接将相关材料提交至国家药监局审核。

3. 审查

国家药监局将会对提交的材料进行形式审查,确认资料的完整性和符合性。通过形式审查后,进入专家审查阶段,专家会通过会议形式对产品进行审查,主要关注产品的创新性、临床价值以及安全性和有效性。

4. 审查结论

在审查结束后,审查结论将在国家药监局网站上公布。如果审查通过,申请人将获得特别审批申请的批准;如果审查不通过,将直接出具具体审查结论。这个流程确保了医疗器械产品的创新性和安全性,同时也提高了审批的效率。

049 有源设备注册过程中需要遵守的法规和标准有哪些?

在有源设备注册过程中,企业需要遵守一系列国家、行业及国际标准,主要包括以下几点:

1. 国家标准(GB)

企业必须采用由国家标准化行政主管部门制定的国家标准,如 GB/T 42061—2022 医疗器械 质量管理体系 用于法规的要求和 GB/T 42062—2022 医疗器械 风险管理对医疗器械的应用。这些标准具有强制性,企业必须严格遵守。

2. 医药行业标准(YY)

行业标准同样具有强制性,如 YY 9706.102—2021 医用电气设备 第1—2部分:基本安全和基本性能的通用要求 并列标准:电磁兼容 要求和试验。

3. 国际标准(如 ISO 和 IEC)

国际标准化组织(ISO)和国际电工委员会(IEC)的标准,如 ISO 14971 医疗设备 风险管理在医疗设备中的应用等,可以作为参考标准。

4. 专用标准

对于某些特定类型的产品,可能存在专门的标准。对于产品专用标准,企业可自愿采用推荐性标准,但应确保其相关性和适用性。

5. 地方标准和团体标准

地方标准（DB）和团体标准（如 T/×××）可以在某地区范围内统一，但通常不建议作为注册依据，因为它们的地域限制性较大，可能不具备广泛的适用性。

6. 企业标准

由企业制定的内部标准，作为"产品技术要求"，这需要符合现行的国家标准和行业标准，并进行适当的补检。

在注册过程中，企业应当查询自身需要符合的标准，一般通过标准查询网站或相关机构获取准确的信息，并确保所有标准的更新和变更都已及时纳入考虑。

050 无菌产品注册过程中需要遵守的法规和标准有哪些？

在无菌产品注册过程中，企业需要遵守一系列法规和标准，以确保产品的安全性和可靠性。主要包括以下几个方面：

1. 中国药典

《中华人民共和国药典》2020 年版：四部 1101 无菌检查法。

2. 中国国家标准（GB）

GB/T 19973.2—2018：医疗器械的灭菌微生物学方法 第 2 部分：用于灭菌过程的定义、确认和维护的无菌试验。

GB/T 14233.2—2005：医用输液、输血、注射器具检验方法 第 2 部分：生物学试验方法。

GB/T 19633.1—2015：最终灭菌医疗器械包装 第 1 部分：

材料、无菌屏障系统和包装系统的要求。

GB/T 19633.2—2015：最终灭菌医疗器械包装 第 2 部分：成形、密封和装配过程的确认的要求。

3. 美国药典(USP)

USP 43 - NF 38：71 Sterility Tests(无菌检查)。

4. 国际标准化组织(ISO)

ISO 11737 - 2：2019：医疗保健产品的灭菌 微生物学方法 第 2 部分：在灭菌过程的定义、验证和维护中进行的无菌试验。

ISO 14971：医疗设备风险管理在医疗设备中的应用。

这些法规和标准涵盖了无菌测试的方法、材料要求、包装确认等多个方面，是确保无菌产品安全性和可靠性的重要依据。在产品注册过程中，企业必须确保产品符合这些标准的具体要求。

051 IVD 试剂注册过程中需要遵守的法规和标准有哪些？

在 IVD 试剂注册过程中，企业需要遵守一系列法规和标准，主要包括以下几个方面：

1. 法律法规

《医疗器械监督管理条例》：这是国务院颁布的行政法规，为医疗器械(包括 IVD 试剂)的注册、生产、经营和使用等环节提供了基本遵循。

2. 管理办法

(1)《体外诊断试剂注册与备案管理办法》：由国家市场监督管理总局发布，详细规定了体外诊断试剂 IVD 试剂的注册与备案流程、要求和相关法律责任,是 IVD 试剂注册过程中必须遵守的规章。

(2)《医疗器械注册与备案管理办法》:同样由国家市场监督管理总局发布,规定了医疗器械(包括 IVD 试剂)的注册和备案要求,涵盖注册流程和资料要求等。

3. 质量管理规范

(1)《医疗器械临床试验质量管理规范》:规定了医疗器械临床试验的质量管理要求,IVD 试剂在进行临床评价时同样需要遵循此规范。

(2)《医疗器械生产监督管理办法》:涉及医疗器械生产的监督管理,包括生产条件、生产管理等,对 IVD 试剂的生产过程提出了具体要求。

(3)《医疗器械经营监督管理办法》:制定了医疗器械经营的监督管理要求,对 IVD 试剂的经营活动进行规范。

(4)《医疗器械不良事件监测和再评价管理办法》:规定了医疗器械上市后的不良事件监测和再评价要求,IVD 试剂上市后也需要进行不良事件监测。

4. 技术指导原则

《体外诊断试剂临床试验技术指导原则》:提供了 IVD 试剂临床试验的技术指导,是进行临床试验时的重要参考文件。

5. 标准

强制性国家标准和行业标准:IVD 试剂需符合适用的强制性国家标准(如 GB/T 系列)和行业标准(如 YY 系列)。如果没有强制性标准,鼓励采用推荐性标准。

6. 分类规则和目录

分类规则和分类目录:IVD 试剂的注册和备案还需遵循分

类规则和分类目录的相关要求。

遵守上述法规和标准是确保 IVD 试剂安全性、有效性和质量可控性的关键,也是企业顺利完成注册流程的基础。

052 产品注册过程中,如何进行产品注册检验?

产品注册检验是确保医疗器械符合相关标准和要求的重要步骤,特别是在第Ⅱ类和第Ⅲ类高风险产品的注册过程中。以下是进行产品注册检验的基本步骤和注意事项:

1. 确定检验对象和要求

第Ⅰ类产品:通常不需要进行注册检验,因为它们的风险等级较低。

第Ⅱ类和第Ⅲ类产品:需要进行注册检验,以确保产品的安全性和有效性。

2. 检验前的准备

样品生产:应确保样品严格按照医疗器械生产质量管理规范(GMP)生产。

技术资料准备:包括产品技术要求、产品技术资料等,这些都是进行检验的重要依据。

3. 选择检验中心

资质要求:注册检验应在具有医疗器械检验资质的机构进行。可以通过国家药品监督管理局(NMPA)的网站查询具备相应检验能力的机构。

4. 检验工作流程

(1)签订合同:申请人与检验中心签订检验合同。

（2）提交资料：将产品技术要求及技术资料提交给检验中心，并将待检样品送至检验中心。

（3）开展检测：检验中心根据产品技术要求进行检验，并出具检测报告。

5. 常见问题及解决方式

检验机构无法检测：对于不在承检范围内的医疗器械，可以申请由药品监督管理部门指定的检验机构进行检验。

多型号产品检验：在同一注册单元内，应选择能够代表该单元内其他产品安全性和有效性的典型型号进行检验。

6. 注册申报时的注意事项

在注册申报时，预评价意见应与检验报告一同提交，以便全面评估产品的安全性和性能。通过遵循上述步骤，可以有效进行产品注册检验，确保产品顺利进入市场。

053　产品变更或增加型号时是否必须进行检测？

当产品需要变更或增加型号时，是否必须进行检测取决于几个关键因素，包括新增型号与原有型号的关系、是否涉及新的强制性标准等。以下是详细的指导原则：

1. 同一注册单元内的考虑

覆盖关键性能指标：如果新增型号与原型号属于同一注册单元，并且原有型号的检测数据能够覆盖新增型号的关键性能指标，则新增型号可能不需要进行额外的全面检测。只需提供必要的补充数据，证明其符合现有标准和规范。

典型性型号的判定原则：在不涉及新的强制性标准的情况

下，如果原有型号的特性可以覆盖新增型号的所有关键方面，那么新型号可以视为典型型号，无须重复进行全面检测。

2. 涉及新强制性标准的情况

如果新增型号的推出涉及新的强制性标准，无论原有型号是否能够代表新增型号，制造商都必须提供新型号符合新标准的检测报告。这是因为新的强制性标准可能引入了额外的安全要求或性能指标，必须通过全面的检测来验证新型号的合规性。

综上所述，产品变更或增加型号时，并非必须进行检测，但需根据具体情况和相关规定来决定。建议在规划产品变更时，提前咨询相关监管机构或专业顾问，以确保符合所有法规要求，避免不必要的风险和延误。

054 如何选择医疗器械临床评价路径？

《医疗器械监督管理条例》规定，医疗器械的临床评价可以通过以下两种主要路径进行：(1) 根据产品特征、临床风险或已有临床数据等情形开展临床试验；(2) 通过对同品种医疗器械的临床文献资料和数据进行分析评价，以证明医疗器械的安全性、有效性。

选择具体的临床评价路径时，注册申请人需考虑多种因素。以下是详细指导原则：

注册申请人可参照《决策是否开展医疗器械临床试验技术指导原则》判定是否需要开展临床试验，并结合近期国家药品监督管理局医疗器械技术审评中心发布的"《医疗器械分类目录》子目录相关产品临床评价推荐路径"的通告，选择适宜的临床评价路径。

如果产品列入《免于进行临床评价目录》,可以直接按照免临床途径申报。对于那些无法通过同品种医疗器械临床数据进行评价的产品,或者当产品存在差异且无法证明这些差异不影响安全有效性时,则需要开展临床试验来验证产品性能是否满足临床预期用途。

在选择临床评价路径时,注册申请人需考虑以下因素:产品设计特征和适用范围;产品技术的发展背景,如是否基于新技术还是成熟技术、已有临床数据的充分性、产品的风险等级,高风险产品可能需要更多的临床试验数据。

这一过程可能涉及对临床数据的识别、评估和分析,以及必要时生成新的临床数据。最终,所有的临床数据将汇总并形成临床评价报告,作为产品的临床证据。

055 医疗器械临床试验的流程是怎样的?

医疗器械的临床试验是验证其安全性和有效性的关键步骤,通常遵循一个标准化的流程,这个流程由多个阶段组成,以确保医疗器械在上市前能够满足监管机构的要求,以下是主要流程:

1. 前期准备

在开始临床试验之前,需要进行充分的前期准备工作。这包括制定试验方案、确定研究目的、制定试验设计、明确试验的入选标准和排除标准等。同时,需要向伦理委员会提交试验方案并获得批准,确保试验符合伦理要求和法规规定。

2. 受试者招募

一旦试验方案得到批准，就可以开始受试者的招募工作。根据入选标准招募适合的患者或志愿者作为试验参与者。在这一阶段，需要对受试者进行详细的信息告知，确保他们理解试验目的、过程、风险和福利，并签署知情同意书。

3. 试验执行

在试验执行阶段，将受试者随机分组以接受不同的干预措施，例如接受器械产品组或对照组（常规治疗或安慰剂）。试验执行期间，须严格按照试验方案和操作规程进行试验，包括医学干预、数据收集和记录等。

4. 数据收集与监测

在试验期间，对受试者的数据进行收集和监测，确保数据的准确性和完整性。同时，须对试验过程中的安全性进行监测，及时发现和处理不良事件。

5. 数据分析与结果解释

在试验结束后，对收集的试验数据进行统计分析，评估试验产品的安全性和有效性。通过数据分析得出结论，并解释试验结果，确保结果的科学性。

6. 报告撰写与提交

撰写试验报告，并将试验结果提交给监管机构进行审批。试验报告应该包括试验的目的、方法、结果、结论和安全性等信息。

7. 随访和长期观察

在试验结束后，可能需要进行长期的随访和观察，以进一步评估产品的长期安全性和效果。

8. 注册与发布

在完成临床试验后，可以将试验结果进行注册，并根据适当的政策要求和科学伦理,在科学期刊上发布试验结果。

以上流程是医疗器械临床试验的一般性步骤,具体流程可能会因试验类型、规模和复杂性而有所不同。临床试验必须严格遵循相关的法律法规和伦理原则,确保试验的科学性、安全性和合规性。

056 如何优化医疗器械的临床试验设计?

医疗器械的临床试验设计优化可以从多个方面进行,主要包括设计方法的选择、评价指标的确定以及试验偏移的控制。以下是详细的优化建议。

1. 设计方法的选择

(1) 平行设计:适用于已有同类产品上市且治疗效应显著的情况。通过随机分配受试者到不同治疗组,比较临床结局。此设计能够平衡非试验因素的影响,但需要较大的样本量。

(2) 配对设计:常用于诊断类产品,同一组受试者接受两种干预措施,比较临床结局或测量结果。该设计方法面临的挑战是,在治疗类产品中,可能存在解释不良事件来源的问题。

(3) 交叉设计:该设计方法在医疗器械领域应用较少,常用于药物临床试验。如通过比较相同超滤量下的实际超滤值来评价透析设备的超滤精度。此设计方法的优点是个体差异得到控制,检验效能相对较高,但缺点是很多产品不适合交叉设计。

(4) 单组目标值设计:该设计方法是以历史文献报告的结果作为对照,评价产品的安全有效性。适用于设置对照困难的情况,如一些创新前沿、无可替代治疗方法的器械。但需注意的是，目标值的制定需谨慎，要考虑临床认可度和价值。

2. 评价指标的选择

（1）主要评价指标：其定义就是与试验目的本质联系，能确切反映产品安全有效性的评价指标。选择时应考虑客观性强、可量化、重复性高的指标作为主要评价指标，如实验室检查、影像学终点等。

（2）次要评价指标：其定义是与试验目的相关的辅助性指标，能从其他方面反映产品的临床价值。次要评价指标可作为探索性分析，为产品的改良和上市后监管提供思路。

3. 试验偏移的控制

（1）个体水平变异：采取的措施是设定合理的随访时间窗，控制超窗情况，避免不同时间测量导致的个体水平指标变异。

（2）群体水平变异：对于群体水平变异，可采用多中心或多区域临床试验，涵盖不同手术方式和研究者，确保试验结果在不同条件下稳健。

（3）样本水平变异：对于此变异类型可进行随机分层，如对OK镜按年龄分层，平衡不同因素的影响。

通过上述方法的优化，可以进一步提高医疗器械临床试验设计的科学性和可靠性，为产品的注册和上市提供有力支持。

057 如何确保医疗器械临床试验结果的可靠性？

医疗器械临床试验结果的可靠性是指试验结果能够真实、准确、完整地反映产品的有效性和安全性，具有可信度和可推广性。保证结果的可靠性是医疗器械临床试验的核心目标,也是注册审评的重要依据。为了确保这一目标,可以从以下几个方面进行优化:

1. 优化试验设计

选择合适的试验类型,确定适当的样本量,设置合理的对照组,明确评价指标,采用科学的分析方法等,从而保证试验的科学性和合理性。

2. 优化试验执行

严格按照试验方案和操作规程进行试验,遵守伦理原则和法规要求,保证试验的规范性和合规性。

3. 优化数据管理

使用有效的数据采集工具,建立完善的数据质控和质保制度,确保数据的完整性和真实性。

4. 优化数据分析

使用合理的统计方法,处理数据的各种问题和偏倚,保障数据的有效性和客观性。

5. 优化结果报告

按照国际通用的报告标准撰写试验报告,提供完整的试验信息和数据结果,保证结果的可读性和可理解性。

058 如何评估医疗器械临床试验的可行性?

医疗器械临床试验的可行性是指在有限的资源和条件下,能否顺利完成试验的目标和要求,得到可靠的临床数据和结果。评估临床试验的可行性是试验设计的重要步骤,可以提高试验

的质量和效率,避免不必要的风险和浪费。为了全面评估医疗器械临床试验的可行性,可以从以下几个方面进行考虑:

1. 产品的特性和创新度

详细了解产品的工作原理、性能参数、适应证、优势以及潜在风险等,评估产品的创新程度,明确其满足的临床需求,选择合适的试验类型和设计方法。

2. 试验的目的和目标

明确试验的主要和次要目标,选择合适的评价指标和分析方法,确定试验的统计功效和临床意义。

3. 受试者的来源和数量

评估目标人群的规模和分布,确保有足够的潜在受试者。设置科学的入排标准和分层因素,确定合理的样本量和损失率,制定有效的招募和保留策略。

4. 试验的时间和地点

评估试验的总体周期和各个阶段的时间安排,选择具备条件和能力的临床试验机构和研究者,考虑试验的季节性和区域性因素影响。

5. 试验的资源和成本

详细评估试验所需的人力、物力、财力等资源,制定合理的预算和资金筹措方案,考虑试验的成本效益和投资回报。

059 如何加快临床试验的进展?

为了加快医疗器械临床试验的进展,在评估临床试验的可行性时,可以采取以下几方面策略:

1. 明确可行性试验的目的

（1）初步评估：快速评估医疗器械的安全性和初步有效性。

（2）设计支持：为后续的确证性试验设计提供信息和数据支持。

（3）可行性验证：验证临床试验的可行性，包括能否实施、是否应该实施、如何实施等。

（4）学习产品：帮助团队更好地理解和学习产品的使用方法，减少操作误差。

2. 选择开展可行性试验的情况

高风险医疗器械：对于特定的高风险医疗器械（如生物可吸收冠状动脉药物洗脱支架、主动脉覆膜支架系统、经导管植入式人工主动脉瓣膜等），国家药品监督管理局通常要求先进行小样本可行性试验。这有助于识别潜在问题，避免大规模试验中的失败。

高度创新的医疗器械：对于市场上尚未出现的全新设计或用于全新适应证的产品，可行性试验可以帮助验证产品的安全性和性能，尤其是在临床前研究无法充分反映产品在人体中的试验安全性和可行性的情况下。

3. 优化可行性试验的设计和实施

（1）设计原则：可行性试验应遵循《医疗器械临床试验质量管理规范》和《赫尔辛基宣言》的伦理原则，保护受试者的权利、安全和福利。

（2）实施要求：试验设计应根据产品特点和验证需要来执行，确保产品在试验前是安全的，必要时先通过动物或离体试验验证。

4. 有效应用试验结果

（1）设计支持：利用可行性试验结果为注册临床试验的设

计提供数据支持,优化试验方案。

(2)统计规划:试验结果的统计分析应遵循预先规定的统计分析计划,确保数据分析科学严谨。不建议在试验结束后将可行性试验和确证性临床试验结果合并统计,以保证各自数据的独立性和可靠性。

通过以上措施,可以有效地评估医疗器械临床试验的可行性,确保产品安全有效地推向市场。

060　如何选择平行对照临床试验中的对照器械?

对于治疗类产品,选择阳性对照时,优先采用疗效和安全性已得到临床公认的已上市同类产品作为对照。如因合理理由不能采用已上市同类产品,可选用尽可能相似的产品作为阳性对照,其次可考虑标准治疗方法(如药物治疗等)作为对照。

在试验器械尚无相同或相似的已上市产品或相应的标准治疗方法时,若试验器械的疗效存在安慰效应,则试验设计需考虑安慰对照,同时,尚需综合考虑伦理学因素。若已上市产品的疗效尚未得到临床公认,则试验设计可根据具体情形,考虑标准治疗方法对照或安慰对照,申请人需充分论证对照选取的理由。

第四部分 医工转化生产与质量篇

061　医工转化过程中,如何利用注册人制度加快产品生产?

在医工转化过程中,注册人制度(Marketing Authorization Holder,MAH)可以显著加快医疗器械的产品生产。以下是几种利用注册人制度的具体策略:

1. 外包生产与研发

注册人制度允许将医疗器械的上市许可与生产许可分开,企业可以将生产委托给合同生产机构(CRO)或合同开发与生产机构(CDMO),无须自建生产线。另外,通过外包生产,企业可以缩短投资周期,快速将产品推向市场。

2. 集中资源于核心能力

通过外包生产和质量检验等流程,企业可以集中资源和精力于核心竞争力的构建,如产品研发、临床验证和市场推广等,从而提高工作效率和创新能力。

3. 利用专业服务平台

注册人制度促进了合同研发和生产服务(CDMO)行业的发展。企业可以利用这些专业服务平台提供的工艺验证、文件转化、特殊过程验证等服务,确保生产过程的合规性和产品质量,加快产品上市的速度。

4. 优化监管流程

注册人制度要求上市许可持有人对医疗器械的设计、制造、储存、销售、配送、安装等全过程进行质量负责。通过全面的质量管理体系控制,可以优化监管流程,加快产品上市前的审批过程。

5. 加强产学研合作

注册人制度鼓励企业与学术机构、研究机构建立合作关系，通过合作开发和技术转移等形式，加快科技成果的转化和应用，推动产品快速产业化。

通过上述策略，注册人制度不仅有助于提高医疗器械行业的生产效率和创新能力，还能帮助企业在激烈的市场竞争中保持竞争优势。

062 医工转化过程中，如何与CDMO平台合作？

在医工转化过程中，与合同定制研发生产组织（CDMO）平台的合作可以有效地加速医疗器械的研发和注册过程，降低企业的成本，并提高研发效率。以下是与CDMO平台合作的几个关键步骤和注意事项：

1. 选择CDMO服务平台

选择具有专业能力和良好口碑的CDMO服务平台。

2. 明确服务内容

与CDMO服务提供商深入讨论并确定具体的服务内容，确保涵盖所有关键环节，包括产品设计、工艺开发、注册申报、规模化生产等。以某科技集团为例，它提供CDMO一体化平台定制化服务模式，帮助企业快速转化出医疗器械产品。

3. 利用政策优势

利用政府出台的支持医工融合创新发展的政策，如湖南省医疗器械产业园的优惠政策，以减轻企业成本，加速产品上市流程。

4. 建立合作机制

与 CDMO 服务提供商建立稳定的合作关系,明确双方的权利和义务,确保项目的顺利进行。

5. 共享资源和技术优势

通过与 CDMO 平台的合作,企业可以共享对方的技术资源和研发优势,加快技术创新和产品上市的速度。

6. 遵守法规要求

在医工转化过程中,应确保所有活动均符合相关的法律法规,如医疗器械生产质量管理规范(GMP)等。选择拥有符合国际化水准的 GMP 医疗器械生产车间和先进制造设备的 CDMO 平台,以确保产品的质量和合规性。

通过以上步骤,企业可以有效地与 CDMO 平台合作,加速医疗器械的研发和上市过程,同时降低运营风险,实现资源共享和成本优化。

063 医工转化过程中,如何与 CDMO 平台签订质量协议?

在医工转化过程中,与合同定制研发生产组织(CDMO)平台签订质量协议是确保医工转化的过程和最终产品符合既定质量标准的重要步骤。以下是签订质量协议的一些关键步骤和注意事项:

1. 严格审核确认

在签订质量协议之前,双方应仔细审核协议的内容,确保其符合法律法规和相关标准的要求。协议需经过双方的正式确认和签字。

2. 明确质量标准

协议中应明确详细的质量标准,包括产品的质量要求、测试方法、验收标准等。这些标准应基于行业内公认的实践和医疗行业的特定要求,以确保产品的安全性和有效性。

3. 责任与义务

协议中应明确双方在质量保证方面的责任与义务,包括原材料采购、生产过程控制、成品检验、问题处理等各个环节的具体责任。

4. 执行监督

签订质量协议后,双方应严格按照协议的要求执行,并建立有效的监督机制。定期对协议的执行情况进行检查,及时发现和解决问题。

5. 问题解决机制

协议中应包含问题解决机制,明确在出现质量问题时的沟通流程、解决方案和补救措施。

通过上述步骤,医工转化过程中与CDMO平台签订的质量协议能够有效地保障医工产品的整体质量,确保符合行业标准和法规要求,为市场提供安全、有效的医疗器械产品。

064 医疗器械质量管理的主要内容包括什么?

医疗器械质量管理是指医疗器械生产企业在医疗器械的研制、生产、经营及使用等全过程中,按照法律法规和标准规范,建立和实施质量管理体系,保证医疗器械的安全性、有效性和质量可控性，保障人体健康和生命安全的一系列活动。以下是医疗器械质量管理的主要内容：

1. 机构与人员

建立与医疗器械生产相适应的管理机构，配备合格的专业技术人员、管理人员和操作人员，并对从事影响产品质量工作的人员进行培训和健康管理。

2. 厂房与设施

建设符合生产要求的厂房与设施，合理设计、布局和使用生产环境，防止产品质量受到外部环境的影响。

3. 设备

配备与所生产产品和规模相匹配的生产设备、工艺装备、检验仪器和计量器具等，并确保设备的有效运行、校准和维护。

4. 文件管理

建立健全质量管理体系文件，包括质量方针和质量目标、质量手册、程序文件、技术文件和记录等，并对文件进行有效的控制和保存。

5. 原材料、包装材料、中间品和成品

建立原材料、包装材料、中间品和成品的验收、检验、贮存、运输和发放等管理程序；按照待验、合格、不合格等情形进行分区存放，防止混淆和误用。

6. 生产过程控制

建立生产过程控制程序，按照产品技术要求和生产工艺规程进行生产，对关键工序和控制点进行有效的监控和记录，防止或及时纠正偏差。

7. 检验和试验

建立检验和试验程序，对原材料、包装材料、中间品、成品以及生产过程中的关键参数进行检验和试验,保证产品符合预定的技术要求和标准。

8. 不合格品控制

建立不合格品控制程序,对不合格的原材料、包装材料、中间品、成品进行标识、隔离、评审、处理和处置,并分析原因,采取纠正和预防措施。

9. 产品标识和追溯

建立产品标识和追溯程序,对产品进行适当标识,以便识别和防止混淆,保证在需要时对产品质量的形成过程实现追溯。

10. 产品放行

建立产品放行程序,对产品进行最终检验和审核,确认产品符合质量要求后,由授权人员进行放行。

11. 产品储存、运输和销售

建立产品储存、运输和销售程序,以确保对产品进行适当的储存、运输和销售,防止产品质量受到损害或变化。

12. 产品安装和服务

建立产品安装和服务程序,对需要安装的产品进行正确的安装和调试,对需要服务的产品提供及时的维修和维护。

13. 顾客反馈、投诉和不良反应

建立顾客反馈、投诉和不良反应程序,收集和分析顾客的意见和建议,及时处理顾客的投诉和不良反应,采取纠正和预防措施,向有关部门报告。

14. 质量审计

建立质量审计程序,定期或者不定期对质量管理体系的运行情况进行内部和外部审计。评价质量管理体系的有效性和适宜性,并提出改进建议。

15. 管理评审

建立管理评审程序,定期对质量管理体系的运行情况进行评审。评价质量管理体系是否符合预期目的,是否满足法规、标准和顾客的要求,是否需要改进或者更新,并制定相应的行动计划。

065 医疗器械质量管理体系认证有哪些要求?

医疗器械质量管理体系认证是指医疗器械生产或经营企业按照国际或国家的相关标准,建立并实施质量管理体系,经过第三方机构的审核和认证,获得相应的认证证书,表明企业具备生产或经营符合法规要求的医疗器械的能力和水平。医疗器械质量管理体系的认证有以下几方面的要求:

1. 企业的基本条件

企业应持有法人营业执照或其他证明其法律地位的文件,已取得生产许可证或其他资质证明(根据国家或部门法规要求),申请认证的质量管理体系覆盖的产品应符合有关国家标准、行业标准或注册产品标准(企业标准),满足产品定型且能够成批生产。

2. 企业的管理体系

企业应建立符合拟申请认证标准的管理体系,包括质量方针和质量目标、组织结构和职责分工、程序文件和运行控制文件、记录文件等,对医疗器械的设计、开发、采购、生产、检验、储运、销售、售后等过程进行有效的管理和控制,确保产品的安全性、有效性、性能和质量。

3. 企业的运行情况

企业应保证质量管理体系的稳定运行，并符合 YY/T 0287 标准的要求，三类医疗器械的生产企业，质量管理体系运行时间不少于 6 个月，生产和经营其他产品的企业，质量管理体系运行时间不少于 3 个月。

4. 企业的改进能力

企业应持续改进管理体系的有效性，通过内部审核、管理评审、数据分析、纠正和预防措施等方法，识别和解决管理体系的问题和不符合，从而提高管理体系的绩效和效率，满足客户和法规的要求。

066 如何办理医疗器械生产许可证？

以下是办理医疗器械生产许可证的详细步骤：

1. 申请准备工作

（1）注册公司，确保其具备合法的生产资格和法人资格；

（2）拥有合法的生产厂房和生产设备，保证生产环境符合相关要求；

（3）编写相关申请材料，包括申请表、公司章程、法人代表身份证明、营业执照、生产设备清单、生产工艺流程、质量管理体系文件等；

（4）配备专业的技术人员，对产品进行技术开发和研究；

（5）配备专业的生产管理和质量控制人员，以保障产品质量。

2. 申请流程

（1）递交申请材料。将申请材料递交给当地省级食品药品监督管理局或者国家食品药品监督管理局。

（2）审核材料。局方对申请材料进行审核，审核内容包括申请材料的真实性和合法性，并确认企业是否符合相关法律法规和要求，在审核通过后，办理医疗器械注册证。

（3）现场检查。局方对申请企业进行现场检查，包括生产场所、设备、技术人员、生产管理和质量控制等方面。确保符合规定。

（4）审核决定。当局审核完成后，根据企业的申请情况和现场检查结果进行审核决定。

（5）颁发证书。若审核通过，当局会颁发生产许可证；如果申请被拒绝，将告知申请企业拒绝的理由。

3. 相关要求

（1）注册资本要求。医疗器械生产企业的注册资本要求因产品类别和等级而有所不同，一般而言，注册资本要求在数百万元到上千万元之间。

（2）生产厂房和设备要求。生产厂房和设备应符合相关法规和标准的要求，包括建筑面积、通风设施、清洁度、消毒设施等方面的要求。

（3）生产管理和质量控制要求。医疗器械生产企业应建立完善的生产管理和质量控制体系，以确保产品质量安全有效。

在获得医疗器械生产许可证后，企业需要严格按照许可证中的规定进行生产和销售。同时，企业还应遵循相关法律法规和标准，确保产品的质量、安全和有效性，并且定期进行内部审核和监测。

067 医疗器械生产企业需要满足哪些条件才能获得许可证？

依据《医疗器械生产监督管理办法》，医疗器械生产企业需要满足以下条件才能获得生产许可证：

1. 企业应具备与生产的医疗器械相适应的生产场地、环境条件、生产设备以及专业技术人员。

2. 企业应设有能对生产的医疗器械进行质量检验的机构或配备专职检验人员以及检验设备。

3. 建立并实施保证医疗器械质量的管理制度。

4. 具备与所生产的医疗器械相适应的售后服务能力，确保产品在使用过程中出现问题时能够及时提供支持和服务。

5. 企业的生产活动应符合产品研制和生产工艺文件规定的要求。

068 医疗器械生产检查要点有哪些，方法是怎样的？

医疗器械生产检查旨在确保企业按照相关法规和标准进行生产，以保证产品质量的安全。主要有以下几个关键检查要点：

1. 机构和人员

审查企业的质量手册和程序文件，确认各部门职责权限的规定。质量管理部门应独立行使职能，并拥有产品质量决策权。企业负责人需确保合规生产，管理者代表应定期报告质量管理体系运行情况。检查组织机构图、部门职责和岗位人员任命文件是否符合要求。确定关键岗位人员所需的专业知识、技能和经验,并审核其培训和考核记录。

2. 厂房与设施

厂房和设施应根据产品特性、工艺流程和洁净级别进行合理设计。核实企业是否具备生产工艺和产品检验所需的检测条件和设备。检查设备清单是否满足生产需要,现场设备与清单是否一致,确保有完善的设备管理制度。主要检测设备应有操作规程。

3. 文件管理

技术文件应包括产品技术要求、工艺规程、作业指导书等。文件更新或修订需经过评审和批准,更改和修订状态应可识别。

4. 设计开发

设计和开发输出资料应满足采购信息、生产服务信息、产品技术要求等要求。产品使用说明书应与注册申报和批准内容一致。材料、零件或功能改变影响产品安全性、有效性时,需评估风险并采取相应措施。

5. 采购

采购程序应包括流程、供应商选择、评价、物品检验或验证要求、记录要求。确保采购物品符合法律法规和国家强制性标准的要求。

6. 生产管理

每批产品应有详细的生产记录,满足可追溯要求。检验状态标识应符合文件规定,产品说明书、标签应符合法规和标准。产品放行程序应明确放行条件和批准要求,有权放行产品的人员需明确职责权限。

7. 质量控制

产品检验规程应涵盖强制性标准和产品技术要求的性能指标。检验记录应证实产品符合要求,根据检验规程及结果出具检验报告或证书。每批产品应有详细的批检验记录,满足可追溯要求。

8. 销售和售后服务

建立产品销售记录,满足可追溯要求;跟踪分析顾客反馈信息,及时处理问题。

9. 不合格品控制

不合格品标识、隔离应符合程序文件规定,处理记录应按文件规定评审。返工控制文件应对可返工的不合格品作出规定,返工活动记录应符合要求。

10. 不良事件监测、分析和改进

建立不良事件监测制度,规定管理人员职责、报告原则、上报程序等。对存在安全隐患的医疗器械,应采取召回等措施,并报告有关部门。管理评审文件和记录应包括计划、报告及改进措施,评价法规符合性,并落实改进职责和要求。

069 医疗器械的生物相容性测试包括哪些内容?

生物相容性测试是医疗器械和生物材料安全评估的关键环节,旨在判断其与生物系统相互作用时是否会产生不良反应。以下是其核心内容:

1. 细胞毒性检测

目标:评估医疗器械或材料对细胞生长和活性的影响。

方法：利用体外细胞培养技术，将材料的浸提液与细胞接触，检测细胞存活率、增殖能力和形态变化。

意义：通过细胞毒性检测，可初步判断材料是否会对细胞造成损害，从而避免潜在的体内风险。

2. 皮肤刺激性评估

目标：判断医疗器械或材料对皮肤的刺激性。

方法：将材料直接接触动物皮肤，观察是否出现红肿、疼痛等刺激症状。

意义：该测试为医疗器械在临床应用中的皮肤安全性提供重要依据。

3. 致敏性检测

目标：评估医疗器械或材料是否会引起过敏反应。

方法：通过皮肤接触或皮内注射试验，观察是否出现红肿、瘙痒等过敏症状。

意义：对于植入性医疗器械和生物材料，致敏性检测尤为重要，因为过敏反应可能对患者健康造成严重威胁。

4. 遗传毒性检测

目标：评估医疗器械或材料是否具有遗传毒性风险。

方法：采用遗传学试验，如 Ames 试验、微核试验等，检测材料是否会引起基因突变或染色体损伤。

意义：该测试确保医疗器械在人体内使用时不会对遗传物质造成损害。

5. 植入后反应测试

目标：评估医疗器械在体内的稳定性和生物相容性。

方法：将医疗器械植入动物体内，观察局部组织的炎症反应、免疫反应及长期组织相容性。

意义：此测试为医疗器械的体内应用提供重要参考，帮助了解其在体内的生物相容性表现。

6. 其他相关测试

根据医疗器械的类型和用途，还可能需要进行以下特定测试：

血液相容性测试：评估医疗器械与血液相互作用的安全性，如血栓形成、溶血等风险。

热原测试：检测医疗器械中是否含有可引起发热反应的热原物质。

生物相容性测试是医疗器械注册前的必要环节，涵盖细胞毒性、皮肤刺激性、致敏性、遗传毒性及植入后反应等多个方面。这些测试构成了医疗器械生物相容性评价的完整体系，为确保其安全性和有效性提供了重要保障。

070　医疗器械的包装和运输有哪些特殊要求？

医疗器械的包装和运输需要满足一系列严格的标准和规定，以确保医疗器械产品在运输过程中的安全性、完整性和有效性，避免产品发生损坏、污染或者变质。医疗器械的包装和运输有以下几个特殊要求：

1. 包装要求

医疗器械的包装应符合国家相关标准和规定，确保医疗器械在运输过程中的防震、防潮、防水、防尘等保护措施。此外，医疗器械的包装应有明确的标识和记录，包括产品名称、规格、批号、生产日期、有效期、运输条件等信息。

2. 运输工具和人员要求

医疗器械的运输应采用专业的运输工具,并配备专业的运输人员,确保医疗器械在运输过程中的稳定性和安全性。医疗器械的运输应符合运输要求,如包装尺寸、重量、承重等。

3. 环境控制要求

医疗器械的运输应遵循医疗器械的安全和性能基本原则,应考虑运输过程中的温度、湿度、气压、光照、辐射等因素对医疗器械产品的影响,并采取必要的控制措施,如冷链运输、防晒遮盖、防辐射包装等。

4. 监管和管理制度

医疗器械的运输应有完善的监督和管理制度,建立运输记录和追溯机制,及时发现和处理运输过程中的异常情况,以保证运输的质量和效率。

071 如何确保医疗器械的安全性和有效性?

确保医疗器械的安全性和有效性是医工转化过程中的核心任务之一。这不仅关系到患者的健康和生命安全,也直接影响到医疗器械产品的市场接受度和生产企业的声誉。以下是确保医疗器械安全性和有效性的几个关键步骤:

1. 严格的设计和开发流程

医疗器械的设计应遵循严格的工程原则和标准,包括风险管理、生物相容性评估以及对潜在故障模式的预防。设计过程中还应充分考虑用户需求,确保设备易于操作且不易出错。

2. 风险管理

在设备开发的早期阶段应进行风险管理评估，识别并评估所有可能的风险因素，包括机械故障、电气安全、软件缺陷、生物相容性问题等。通过风险评估，制定相应的缓解措施，将风险降低到可接受水平。

3. 合规性测试

医疗器械产品必须符合国际和地区的法规要求，如美国FDA的510(k)流程、欧盟的CE标记要求等。这包括进行一系列的合规性测试，以证明设备在预期使用条件下是安全和有效的。

4. 临床试验

在设备上市前，还应进行临床试验来验证其安全性和有效性。临床试验应在严格的伦理审查和监管下进行，以确保试验设计科学合理，数据收集准确无误。

5. 质量管理体系

建立和维护一个全面的质量管理体系（如ISO 13485标准）是确保医疗器械安全和有效的关键。这包括对生产过程进行严格控制，确保每一批次的设备都符合设计规范和质量标准。

6. 后市场监测

即使设备已经上市，也需要进行持续的后市场监测，以收集和分析设备在实际使用中的表现数据。这有助于及时发现潜在的问题，并采取相应的纠正措施。

7. 用户培训和教育

提供充分的用户培训和教育是确保设备被安全使用的重要环节。医疗专业人员应接受关于设备操作、维护和故障排除的培训，以确保他们能够正确使用设备。

8. 透明度和沟通

与医疗专业人员、患者和监管机构保持开放的沟通，及时分享设备的安全信息和更新，这有助于建立信任并提高器械的市场接受度。

通过上述步骤，医疗器械开发者可以确保其产品在设计、开发、生产和使用过程中的安全性和有效性，从而保护患者的利益，同时满足法规要求，促进产品的成功上市和市场接受。

072 如何测试医疗器械在不同人群中的适用性？

医疗器械在不同人群中的适用性测试旨在评估器械是否能够满足不同年龄、性别、身体状况、文化背景等人群的使用需求和预期效果。这种测试的目的是确保器械的设计和功能能够适应不同人群的特点和差异，避免造成使用困难或不良后果。以下是几种主要的适用性测试方法：

1. 可用性测试

可用性测试是指通过观察和记录不同人群使用器械的过程和结果，评估器械的可用性和易用性。可用性测试应涵盖器械的所有使用场景和步骤，包括安装、操作、维护、清洁、消毒等。可用性测试应邀请所有可能接触到器械的人群参与测试，如患者、医生、护士、维修人员等。

2. 人因工程学测试

人因工程学测试是指通过分析和评估器械与人的交互方式，优化器械的人机界面和人机匹配度。人因工程学测试应考虑不同人群的生理、心理、认知、行为等方面的特征和差异，如身高、体重、力量、灵敏度、视力、听力、记忆力、注意力、习惯等。人因工程学测试应采用合适的测量工具和指标,如问卷、访谈、眼动仪、脑电图、肌电图等。

3. 临床试验

临床试验是指在严格的科学和伦理条件下,对不同人群使用器械的安全性和有效性进行验证的测试。临床试验应根据器械的类型和风险等级选择合适的研究设计和方法,如随机对照试验(RCT)、队列研究、病例对照研究等。临床试验应确定合理的研究人群和样本量,并制定明确的纳入和排除标准。临床试验应定义清晰的主要和次要终点,以及其他相关的变量和指标。

073 医疗器械生产企业厂区和厂房设施整体规划的基本常识有哪些?

医疗器械生产企业的厂区和厂房设施规划需满足特定要求,以确保生产环境符合相关法律和标准,从而保证产品的质量和安全。整体规划的基本常识主要包括以下几个方面:

1. 厂区和厂房设施的分类

非净化类型生产厂区和厂房设施:主要用于医疗电气类产品、普通机械类产品、普通高分子材料制品的生产等。这类设施强调环境的清洁度,但不一定需要空气净化。

净化类型生产厂区和厂房设施:主要用于无菌、植入性医疗器械和多数体外诊断试剂的生产和检测。这类设施需要严格控制环境洁净度。

专用生产厂区和厂房设施：适用于具有特殊要求的设备，如含有放射源的设备，需要使用特殊的防护材料建造。

2. 规划注意事项

远离城市生活区：尽可能减少城市生活区对生产环境的影响，降低污染风险。

避免污染源：确保厂区周边无强污染源，如砼加工区、垃圾处理厂等。

独立合理的布局：生产、质量控制、仓储、办公、生活区域应相对独立，人流、物流应分开，确保各功能区互不干扰。

环境控制：包括路面硬化、合理绿化、避免种植飘絮和产生花粉的植物等。

3. 厂房设施的具体规划要求

建筑平面和空间布局：应具有适当的灵活性，便于未来扩展和调整。主体结构不宜采用内墙承重。

耐久性和防火性能：应与室内装备、装修水平相协调，具有防火、控制温度变形和防止不均匀沉陷的性能。

洁净区设计：洁净区内应设置技术夹层，布置风管和各种管线，确保空气流通和洁净度，通道应有适当宽度，便于人员和物料的顺畅流动。

安全出口和疏散要求：洁净区应按防火规范要求设置安全出口，满足人员疏散距离要求。

室内装修：应选用气密性好、变形小的材料，表面应光滑、平整、耐腐蚀、耐冲击。

这些规划和设计要求都是为了确保医疗器械的生产环境符合相关的法规和标准，从而保证产品的质量和安全性。

074 医疗器械生产过程中包装相关环节的质量控制是怎样的？

医疗器械生产过程中包装相关环节的质量控制涉及多个方面，包括法规要求、工艺流程，以及各个生产工艺流程中的控制要点。以下是详细的说明：

1. 包装及其生产环境相关的法规要求

无菌医疗器械：初包装材料的初始污染菌和微粒污染需满足产品质量要求。不同接触情况的无菌医疗器械，其初包装和封口的生产区域洁净度要求不同，例如与血液接触的无菌医疗器械的洁净度应不低于 10 000 级。

植入性医疗器械：与血液接触的植入性医疗器械的初包装和封口的生产区域洁净度同样应不低于 10 000 级。

体外诊断试剂：体外诊断试剂产品的内包装生产区域洁净度应不低于 100 000 级。

2. 包装在医疗器械生产过程中的工艺流程

包装的工艺流程依次包括采购、进货验收、脱外包装进入洁净区、在洁净区内暂存、使用包装机进行包装、流出洁净区以及外包装后灭菌等步骤。每个步骤都有严格的控制要点，以确保包装的质量和无菌状态。

3. 包装在各个生产工艺流程中的控制要点

采购和进货验收：需考察供应商的资质和生产环境，确保环境级别与包装的要求相适应。

脱外包装进入洁净区：要选择适当的传递方式如传递窗或

物流缓冲,确保包装在传递过程中不受污染。

在洁净区内暂存:控制储存环境的温湿度,遵循先进先出的原则进行取用。

使用包装机进行包装:应检测工艺用气的性能,保证其不会污染包装和产品。

流出洁净区:所采用的传递方式应保证包装完整,防止污染。

外包装后灭菌:灭菌后的包装需要进行再确认,防止灭菌过程对包装材料或封口造成不良影响。

这些控制措施旨在确保医疗器械包装的质量和安全性,符合生产质量管理规范的要求,从而保障最终产品的质量。

075 医疗器械生产企业产品留样的目的和基本要求是什么?

医疗器械生产企业产品留样的目的和基本要求如下:

1. 留样目的

产品质量追溯:旨在确保能够对医疗器械的无菌性能和物理性能等关键质量指标进行有效追溯。

原材料质量追溯:对影响产品质量的原材料进行留样,以便在需要时能够追溯成品的部分性能指标。

稳定性研究:用于开展新产品、新工艺的研究,或用于变更产品有效期等指标时的稳定性研究。

2. 基本要求

管理制度:企业应根据产品和工艺特点,制定详细的留样管理制度,明确留样目的、样品种类、留样比例或数量、留样观察周期等具体要求。

样品种类与保存条件:

成品留样应随机抽取,包装形式应与市场销售的完全相同。

原材料留样应挑选对产品质量有重要影响的原材料进行留样。

产品替代物留样应综合考虑多种因素,如原材料、生产工艺、生产环境等。

留样室(区):应设有独立且空间足够的留样室(区),存放条件应与成品、半成品、原材料规定的存放条件保持一致。

留样比例或数量:根据留样目的和检测项目来确定,至少要能满足一次质量可追溯检测。对于无菌产品,每个生产批或灭菌批均应留样。

留样检验或观察:需定期开展留样检验或观察工作,并妥善保存相关记录,记录内容包括留样批号、观察日期、观察人、观察结果等。

特殊项目的处理:在留样检验或观察过程中,一旦发现不合格项目,应立即分析原因并进行处理,必要时实施退货或召回措施。

样品处理:留样期满后,要对剩余的样品进行适当处理,防止其被非预期使用。

通过遵循上述目的和基本要求,医疗器械生产企业能够有效地管理和控制产品质量,确保产品的稳定性和可靠性。

076　医工转化生产过程中如何保证质量和安全？

医工转化生产过程中，保证质量和安全至关重要，它关系到医疗产品和服务的效果和信誉，以及患者的健康和权益。医工转化生产过程中，保证质量和安全的主要措施有：

1. 建立质量管理体系

质量管理体系是指为保证医疗产品和服务的质量，而建立的一套涵盖研发、生产、检验、储运、销售到售后等全过程各环节的规范、程序、措施和记录。质量管理体系可以帮助医工转化的生产者明确质量目标、责任和要求，规范生产活动，监控和改进质量，预防和纠正质量问题，提升质量水平和满意度。

2. 遵守法律法规和标准

法律法规和标准是指为保证医疗产品和服务的安全、有效和合规，而制定的一系列涉及医疗产品和服务的分类、注册、审批、监督、检验、评价等方面的法律、法规、规章、指南和标准。法律法规和标准有助于医工转化的生产者了解并遵守相关政策和要求，规避法律风险，保障医疗产品和服务的安全性与合法性。

3. 加强临床试验和评价

临床试验和评价是指为验证医疗产品和服务的安全性、有效性和适用性，而进行的包括临床前试验、临床试验、临床后评价等阶段的一系列科学研究和评估。临床试验和评价可以帮助医工转化的生产者获取并分析医疗产品和服务的临床数据，评价其临床效果和价值，优化其临床方案和指征，提高其临床可信度和竞争力。

077 如何处理医疗器械的不良事件报告？

医疗器械的不良事件报告是指对已上市的医疗器械产品在正常使用情况下发生的，导致或者可能导致人体伤害的各种有害事件的收集、报告、调查、分析、评价和控制的过程。处理医疗器械的不良事件报告应当遵循以下几个步骤：

1. 发现和收集不良事件

任何单位和个人一旦发现医疗器械不良事件，均有权向药品监督管理部门或者监测机构报告。而医疗器械使用单位、经营企业和持有人应当建立本单位的不良事件监测工作制度，配备相应的专业机构和人员，主动收集不良事件信息。

2. 报告不良事件

医疗器械使用单位、经营企业和持有人应当遵循"可疑即报"原则，即只要怀疑某事件为医疗器械不良事件，就应该作为医疗器械不良事件进行报告。报告内容务必真实、完整、准确，按照规定的时限和途径向监测机构报告。导致或者可能导致严重伤害或者死亡的可疑医疗器械不良事件应当立即报告；创新医疗器械在首个注册周期内，应当报告该产品的所有医疗器械不良事件。

3. 调查和评价不良事件

持有人应当对发生的医疗器械不良事件第一时间开展全面调查、分析、评价，采取措施控制风险，并及时向社会发布风险信息。监测机构应当对收到的不良事件信息进行统一管理，并向相关监测机构、持有人、经营企业或者使用单位反馈医疗器械不良事件监测相关信息，以便各方协调处理。药品监督管理部门和卫生行政部门在遇到群体医疗器械不良事件时，要迅速组织联合调查和处理，依法采取紧急控制措施。

4. 采取控制措施

持有人应当根据不良事件的评价结果，完善产品质量，并向监测机构报告评价结果和采取的完善质量措施；如果涉及产品注册内容变更，需要原注册机关审批的，应当按规定提交申请。药品监督管理部门和卫生行政部门会根据不良事件的严重程度和影响范围，依法对医疗器械采取相应控制措施，如通报、警示、召回、暂停使用、暂停销售、撤销注册证书等。

078 如何召回存在缺陷的医疗器械产品？

医疗器械的召回流程是指医疗器械生产企业对已上市销售的存在缺陷的医疗器械产品，采取控制和消除缺陷的措施，以确保医疗器械的安全性、有效性和质量的过程。医疗器械的召回流程主要包括以下几个步骤：

第一步，发现和收集不良事件。医疗器械生产企业、经营企业、使用单位和个人，一旦发现或者怀疑医疗器械存在缺陷的，应当立即暂停销售或者使用该医疗器械，及时通知相关方，并向所在地省、自治区、直辖市食品药品监督管理部门和卫生行政部门报告。

第二步，报告不良事件。医疗器械生产企业作出召回决定后，应当立即向所在地省、自治区、直辖市食品药品监督管理部门和批准该产品注册或者备案的食品药品监督管理部门提交医疗器械召回事件报告表,并在5个工作日内将调查评估报告和召回计划提交至相关部门备案。

第三步,调查和评价不良事件。医疗器械生产企业应当对发生的不良事件及时开展全面的调查、分析和评价,确定召回的原因、范围、等级、方式和措施,同时评估召回可能带来的风险和影响。监测机构和药品监督管理部门应当对收到的不良事件信息进行统一管理,并向相关方反馈监测信息,以便各方协同处理。

第四步,实施和监督召回。医疗器械生产企业应当根据召回计划,及时向经营企业、使用单位和个人发出召回通知,采取警示、检查、修理、重新标签、修改并完善说明书、软件更新、替换、收回、销毁等多种方式处理召回产品,同时向社会公布召回信息,以保障公众的知情权。经营企业、使用单位和个人应当积极配合召回,按照要求传达、反馈召回信息,严格控制和收回召回产品。药品监督管理部门负责监督召回的实施情况,在必要时需采取紧急控制措施。

第五步,完成和评估召回。医疗器械生产企业应当在召回结束后,向所在地省、自治区、直辖市食品药品监督管理部门和批准该产品注册或者备案的食品药品监督管理部门提交医疗器械召回完成报告,报告召回的结果、效果和改进措施。药品监督管理部门应当对召回的完成情况进行审核和评估,对于召回不力或者不及时的企业,要依法进行处罚。

079　如何建立医疗器械追溯系统?

医疗器械追溯系统是指利用信息技术和物联网技术,对医疗器械的生产、流通、使用等全过程进行实时监控和管理,实现医疗器械的可追溯、可溯源、可追责的系统。医疗器械追溯系统如何建立,主要有以下几个步骤:

第一步,赋予医疗器械唯一标识:唯一标识是医疗器械追溯的基础,它作为医疗器械在其整个生命周期中的身份标识,可以采用条形码、二维码、射频识别等方式,包含医疗器械的名称、规格、批号、生产日期、有效期等信息。

第二步,建立医疗器械追溯平台:追溯平台是医疗器械追溯的核心,它作为医疗器械的信息采集、存储、分析、共享、查询的平台,可以采用云计算、大数据、区块链等技术,实现医疗器械的全链条、全覆盖、全程追溯。

第三步,实现医疗器械追溯的信息化:信息化是医疗器械追溯的手段,它通过扫描或者读取医疗器械的唯一标识,将医疗器械各个环节的信息上传到追溯平台,从而实现医疗器械的数据化、数字化和智能化。

第四步,实现医疗器械追溯的应用化:应用化是医疗器械追溯的目的,它通过利用追溯平台的数据和功能,为医疗器械的生产企业、经营企业、使用单位、监管部门、消费者等提供各种服务和价值,实现医疗器械的质量管理、风险控制、不良事件处理、市场监督以及消费者保护等。

080　3D打印技术在医疗器械制造中有哪些应用?

3D打印技术是一种以数字模型文件为基础,运用粉末状金属或塑料等可黏合材料,通过逐层打印的方式来构造物体的技术。3D打印技术属于增材制造的一种,与传统的减材制造相比,能更灵活地制造出复杂的形状和结构,节省了材料和时间,提高了效率和质量。3D打印技术在医疗器械制造中有诸多应用,例如:

1. 制造个性化的医疗辅助设备

可制造假肢、牙齿、眼镜等个性化医疗辅助设备,满足不同患者的需求和偏好。像为手臂、手指、腿等部位缺失的残疾人制造辅助设备,帮助他们恢复部分活动能力,甚至实现一些特殊的功能。国外有一名失去双臂的退伍军人,医生借助3D打印技术成功为其制造了一副具备触觉和温度感知功能的仿生手臂,使他能够重新感受到生活的美好。

2. 制造植入式医疗器械

能够制造人工骨骼、关节、心脏瓣膜等植入式医疗器械。利用生物相容性材料,可减少排异反应与感染风险,例如人工关节、人工骨、人工牙齿等,提升植入的舒适性与稳定性。北京大学第三医院便成功运用3D打印技术,为一名患有髋关节发育不良的女孩定制了一套适配的人工髋关节,让她得以正常行走和生活。

3. 制造人工组织和器官

借助生物打印技术,使用患者自身的细胞和生物材料,模拟真实的生理结构与功能,制造如皮肤、血管、心脏、肝脏等人工组织和器官,用于治疗或替代受损组织。美国韦克森林大学就成功利用3D打印技术,以患者自身细胞打印出与人体相兼容的皮肤、耳朵、鼻子等组织,用于治疗或替代受损组织。

4. 制造医学模型和模拟器

利用3D扫描技术,根据患者具体情况,制作病变部位的三维模型,辅助医生进行诊断和手术规划,应用于术前模拟、教学演示、病情分析等方面。中国人民解放军总医院成功运用3D打印技术,根据一名患有复杂先心病婴儿的心脏数据,打印出与实际相符的心脏模型,用于术前模拟和教学演示,为手术成功提供了重要保障。

第五部分　医工转化市场需求篇

081　医工转化产品市场需求有哪些特点？

随着科技的进步和医疗需求的变化，医工转化产品的市场需求呈现出以下几个显著特点：

1. 临床需求为核心

医疗机构和患者对医疗器械的实用性和有效性有着直接的要求，这促使医工转化产品必须紧密围绕临床实践进行设计和改进。产品的成功与否，往往取决于其能否解决实际医疗问题，提高治疗效果和医疗服务质量。

2. 技术创新驱动

随着人工智能、物联网、大数据等新兴技术的快速发展，医疗器械产品正日益智能化。这些技术的应用不仅提高了医疗器械的操作便捷性和精准度，还为远程医疗、个性化治疗方案等新型医疗服务模式提供了可能。

3. 政策和法规影响重大

政府的支持政策、资金投入和法规环境，对医工转化产品的研发、注册和市场准入都有着直接影响。在政策的鼓励和引导下，医工转化产品的研发和产业化进程得以加速，同时也保障了产品的安全性和有效性。

4. 市场需求不断扩大

随着人口老龄化的加剧和慢性病患者数量的增加，市场对医工转化产品的需求持续扩大。老年人和慢性病患者对医疗器械的需求更为多样化和个性化，这就要求医工转化产品能够提供更具人性化和便捷性的医疗服务。

5. 国产化替代趋势明显

随着国内医疗器械技术的进步和成本优势的凸显,国产医工转化产品开始逐步替代进口产品,满足国内市场需求,并逐渐走向国际市场。

082 国内医疗器械发展呈现出何种特性?

国内医疗器械发展呈现出以下特性:

1. 市场规模稳步扩张

近年来,中国医疗器械市场规模持续扩大,预计未来5年将保持14%的年均复合增长率,有望到2023年突破万亿市场规模。

2. 技术创新与高端产品需求攀升

国家大力鼓励创新医疗器械的研发和生产,积极推动国产化和进口替代政策的实施。高端医疗器械,诸如影像诊断设备、高值耗材和体外诊断产品等,成为行业发展的重点领域。

3. 产业链分布相对集中

全国范围内,形成了几个主要的医疗器械产业集聚区,其中包括粤港澳大湾区、长三角地区和京津环渤海湾地区。这些区域集中了大部分的医疗器械生产企业,占据了较大的市场份额。

4. 投融资活跃度高

由于医疗器械行业具有高成长性和巨大发展潜力,行业融资事件数量呈现持续增长态势。尽管2022年的融资事件数有所回落,但整个行业的投融资活跃度依然较高。

5. 监管政策持续完善

随着行业的发展，相关监管政策也在不断优化，以更有效地规范和促进医疗器械行业的健康发展。例如，国家药品监督管理局不断深化医疗器械审评审批制度改革，大力加强审评员队伍建设，显著提高审评质量与效率。

这些特性展示了中国医疗器械行业的快速发展和不断优化的市场环境。

083　全球医疗器械行业发展现状是怎样的？

全球医疗器械行业呈现出稳健的发展态势，尤其是在人口老龄化加剧和疾病患病率不断上升的背景下，医疗器械的临床需求持续攀升。

1. 市场规模与增长

2023年，全球医疗器械市场规模达到6 050亿美元，预计2025年将增长至6 870亿美元，年复合增长率为6.8%。到2030年，这一市场规模将进一步扩大至9 130亿美元。

2. 地区市场分布

北美地区依旧是全球最大的医疗器械市场，预计以4.5%的年复合增长率增长，到2025年规模达到2 401亿美元。欧洲市场预计以4.0%的年复合增长率增长，到2025年达到1 883亿美元。亚太地区的医疗器械市场预计增速最快，以8.6%的年复合增长率增长，到2025年达到2 091亿美元。

3. 细分市场

2023年，体外诊断(IVD)领域在全球医疗器械市场中占据主导地位,这主要归因于传染病患病率的上升以及患者对检测需求的持续增加。糖尿病护理领域预计将实现最高的复合年增长率,主要是受到全球糖尿病患病率上升的显著影响。

4. 创新与技术

亚太地区正处于高度创新阶段,特别是在心血管、肺科、眼科、肿瘤和外科领域,变革性技术不断涌现。

5. 政策环境

各国政府纷纷通过政策来推动医疗器械行业的发展,例如美国的《平价医疗法案》和欧盟的 MDR(医疗器械法规)等,这些法规要求更为严格的临床证据和质量管理实践,在一定程度上规范了行业发展,也促使企业不断提升产品质量和技术水平。

总体来看,全球医疗器械行业在技术创新、政策支持和市场需求的共同推动下,展现出积极向好的增长趋势。

084 中国医疗器械行业有哪些主要细分领域及其特点?

中国医疗器械细分领域可分为多个主要类别,包括高值耗材、低值耗材、医疗设备、体外诊断等。

1. 高值耗材

这类耗材通常价格较高,主要应用于手术或治疗过程,例如心脏支架、人工关节等。

2. 低值耗材

这类耗材价格相对较低,常用于日常医疗操作,像注射器、纱布等。

3. 医疗设备

涵盖各种医疗仪器与设备，诸如 CT、MRI、超声设备等，用于疾病的诊断与治疗。

4. 体外诊断

这类产品主要用于在体外进行疾病诊断，如血液分析仪、尿液分析仪等。

此外，医疗器械还可以进一步细分为以下具体领域：

（1）影像设备：包括 CT、MRI、超声、X 线等设备，用于疾病的诊断和治疗。

（2）体外诊断设备：例如血液分析仪、尿液分析仪、生化分析仪等，用于迅速准确地获取患者的生理和病理信息。

（3）治疗设备：包括手术器械和治疗设备，比如手术刀、电动钻等。

（4）康复设备：用于康复治疗和功能恢复，例如康复器械、助行器等。

（5）口腔设备：用于口腔疾病的治疗和修复，像牙科设备和种植器械。

（6）眼科设备：用于眼科疾病的诊断和治疗，比如眼底相机、激光治疗仪。

（7）医疗软件：包括医疗信息化软件、医学影像软件等，可以帮助医生快速准确地获取医疗信息。

（8）床边设备：用于患者监护和床边护理，例如心电监护仪、血压监测仪。

（9）健康管理设备：用于健康监测和健康管理，如血糖仪、血压计、体脂秤。

（10）试剂和耗材：包括各种试剂和消耗品。

这些细分领域共同构成了中国医疗器械行业的多元化格局，涵盖了从诊断到治疗的全过程，满足了不同医疗需求。

085 医用耗材的市场趋势与特点是怎样的？

医用耗材的市场发展概况呈现出显著的增长趋势，特别是在中国。以下是该行业的主要发展特点：

1. 市场规模与增长

中国医用耗材市场规模从 2017 年的 1 404 亿元增长到 2021 年的 2 690 亿元，展现出强劲的增长势头。全球医用耗材行业市场规模预计从 2021 年的 2 712.7 亿美元增长到 2025 年的 3 652.9 亿美元。

2. 细分市场表现

高值医用耗材中，血管介入耗材和骨科植入耗材市场占比最高，凸显出这些领域的市场需求和发展潜力。低值医用耗材如注射穿刺类产品，因广泛应用以及老龄化程度的加深，其需求量和市场规模也在逐步增长。

3. 竞争格局

国内医用耗材企业在国际市场上占据一定的市场份额，但产品档次和质量仍有待进一步提升。行业竞争激烈，尤其是在低值医用耗材领域，中小企业多依赖仿制和外购零件组装进行运营。

4. 政策影响

国家实施的集中带量采购政策显著降低了医用耗材的价格，如人工晶体、冠脉球囊和冠脉支架等产品，加速了国产替代的进程。新医改政策提升了支付能力,推动了医用耗材行业的发展。

总体来看,医用耗材市场在中国正处于快速发展阶段,市场规模持续扩大,细分市场表现各异,竞争日益激烈,同时受到国家政策的显著影响。

086 高端医疗设备的市场趋势与特点是怎样的?

高端医疗设备的市场发展概况呈现出显著的增长趋势,以下是其主要特点:

市场规模与增长:据 2022 年数据,全球高端医疗器械市场规模达 5 739 亿美元,2023 年达 6 638 亿美元。中国作为全球第二大医疗器械市场,2022 年高端医疗器械市场规模达到 1.26 万亿元,预计到 2030 年将达 2.8 万亿元。

技术创新与产品发展:高端医疗器械行业实现了从技术跟随到推出国内首个产品,再到全球首个产品的跨越。国产高端医疗器械的进步不仅提升了诊疗水平,还增强了服务可及性,开创出更优的诊疗方案。

政策支持:国家和各省市地区出台了多项政策,从研发、审批和准入等多维度为国产高端医疗器械发展提供助力。资本持续看好高端医疗器械赛道,尤其是第二类国内首个产品领域。

产业链与竞争格局:高端医疗器械行业的产业链复杂而又精细,涵盖了原材料供应、研发设计、生产制造、销售服务等多个环节。主要上市公司如开立医疗、大博医疗、迈瑞医疗等在高端医疗器械领域有着重要布局。

细分市场：高端医疗器械细分市场包含影像设备（如 CT、MRI、超声设备）、治疗设备（如手术机器人、康复医疗器械）和体外诊断等。特别是心脏植入器械和神经刺激器械等高端植入介入器械产品数量较多。

综上所述，高端医疗设备市场正处于快速发展时期，技术创新和政策支持成为推动市场增长的关键因素。

087　人工智能医疗器械监管有什么特殊性？

智能化医疗器械产品所属行业是强监管行业，对产品安全有效性的评价极为谨慎。特别是以人工智能为代表的技术，本质是基于海量数据驱动的黑盒算法，具有更新迭代快等特点，给监管工作带来诸多挑战。为此，国内外监管机构均出台了一系列政策，旨在加强人工智能医疗器械监管。

以美国为例，食品药品监督管理局（FDA）认识到，传统的医疗器械审批流程难以适用于人工智能医疗器械，因此出台了一系列文件和指南，以指导监管改革与创新。2019 年 6 月，FDA 发布《基于 AI/ML 的 SaMD 进行修改的拟议监管框架》，提出了人工智能医疗器械全生命周期监管框架。该监管框架主要分为三大环节，分别为产品生产、产品注册与产品上市后环节。在产品生产环节，基于软件预认证项目，严格审查企业的产品质量、用户安全、临床可靠性、网络安全责任和前瞻性文化等，确保企业具备完善的质量管理体系与规范，并有能力建构良好的算法模型。

在产品注册环节，除了关注产品的安全性和有效性外，还需审查算法的更新迭代协议,确定其是否明确了提交变更申请的时间。产品上市后,基于真实世界数据,持续监督算法性能,并不断优化更新算法模型。该框架提出了一种契合人工智能技术生存周期的监管方式。

随着信息化技术的不断发展,医疗器械与网络的结合日益紧密,网络中流通的数据价值也越来越高。网络技术在拓展医疗器械功能的同时,也带来了风险和挑战,近年来,医疗器械网络安全事件时有发生,并呈逐渐上升的趋势。2022年6月13日,美国FDA发布通知,由于Illumina旗下两款基因测序仪存在网络安全方面的漏洞,决定实施全球召回,范围涉及数十个国家和地区的近2000台仪器。

近年来,我国相继发布《中华人民共和国网络安全法》《中华人民共和国数据安全法》《中华人民共和国个人信息保护法》等法律法规,从国家层面构筑起我国网络安全与数据安全的基础,同时为个人网络信息保护提供了法律依据。我国对医疗器械安全性级别、全生命周期质控、医疗数据出境、远程维护与升级等方面也提出了具体要求。

2019年7月,国家药监局医疗器械技术审评中心(以下简称器审中心)发布《深度学习辅助决策医疗器械软件审评要点》,明确了通用深度学习辅助决策医疗器械软件的审评范围,并提出基于风险的全生命周期监管方式。

2022年3月,器审中心发布《人工智能医疗器械注册审查指导原则》,进一步规范了人工智能医疗器械全生命周期过程质控要求和注册申报资料要求,同时提出第三方数据库也可开展算法性能评估,并明确了第三方数据库在权威性、科学性、规范性、多样性、封闭性、动态性方面的专用要求。

088 实施职务科技成果转化有哪些政策支持?

以上海为例,在实施职务科技成果转化方面,提供了一系列政策支持,具体如下:

1. 健全科技成果转化制度体系

强化科研事业单位在科技成果转化中的主体责任,建立并完善职务科技成果资产单列管理、科技成果转化股权和现金奖励、科研人员创业等制度。

2. 推进企业创新加速行动

实施概念验证中心建设计划(POC 计划)和大企业开放式创新中心计划(GOI 计划),以此降低科技成果转化的风险与不确定性,构建开放创新平台。

3. 开展国企赋权改革试点

鼓励国有企业开展事前约定的职务科技成果赋权改革试点工作。

4. 加强创新产品应用推广

动态更新上海市创新产品推荐目录,加大对装备首台套、软件首版次、新材料首批次等"三首"的支持力度。

5. 畅通科技成果转移转化通道

推进科技成果转化创新改革试点,鼓励采用"赋予所有权＋转让＋约定收益"模式,实现职务科技成果全部所有权赋权。

6. 建立技术托管平台

鼓励高校、科研院所和医疗卫生机构等科研事业单位搭建技术托管平台,建立科技成果所有权、运营权与收益权分割管理的运营模式。

7. 加强专利转化运用

推动相关单位盘活存量专利,提升专利增量,鼓励通过专利开放许可等路径,与科技型中小企业开展对接。

8. 完善尽职免责机制

落实"三个区分开来",健全尽职免责机制,优化税收政策,形成鼓励创新、宽容失败、审慎监管的工作机制。

9. 优化国资考核政策

符合尽职免责条件的科技成果转化,不纳入国有资产绩效和保值增值考核范围。

10. 强化保险服务支持

支持保险机构开发与科技成果转化相关保险品种,为科技成果转化提供保险服务,并进一步完善保费补贴政策。

11. 发挥政府采购作用

通过政府首购、订购和取得专利技术的创新产品进行单一来源采购等政策,采购创新产品和服务,以支持科技成果转化。

12. 落实科研人员离岗创业政策

对于离岗创业实施科技成果转化的科研人员,可在一定时间内保留人事关系和专业技术职务,工龄连续计算,并享有参加职称评聘、岗位等级晋升和社会保险等权利。

这些政策旨在多维度促进科技成果的转移转化,充分激发科研人员的创新活力,加速科技成果的产业化进程。

089　如何进行医疗器械的市场分析和定位？

医疗器械的市场分析和定位，是根据医疗器械的产品特性、市场需求、竞争态势、政策法规等因素，对医疗器械的市场规模、市场结构、市场细分、市场潜力等展开系统研究与评估。并基于分析结果，明确医疗器械的目标市场、目标客户、目标产品以及目标价格等，以实现医疗器械的市场拓展与增长。医疗器械的市场分析和定位的主要步骤如下：

第一步，收集和整理医疗器械的相关信息，涵盖产品技术特性、性能、质量、安全性、有效性、成本等方面，同时包括市场的规模、结构、需求、趋势、竞争格局以及政策法规等内容，以便对医疗器械的市场现状与发展前景形成一个全面的认识。

第二步，对医疗器械市场科学细分，即根据医疗器械的使用功能、治疗领域、产品价格、产品类别、地域、客户类型、客户需求等维度，将整体市场划分为若干相对独立、相对均衡且稳定的子市场，以便对不同的市场特征和需求有一个清晰的认识。

第三步：进行医疗器械市场的精准定位，即综合医疗器械的产品优势、市场机会、竞争优势等因素，选择一个或多个具备较高市场潜力、高增长性、高利润空间的子市场作为医疗器械的目标市场。进而确定医疗器械在目标市场中的目标客户、目标产品以及目标价格等，以便形成医疗器械产品的市场战略和市场营销计划。

医疗器械的市场分析和定位，是医疗器械企业进行市场开拓和市场管理的重要依据。它可以帮助医疗器械企业更深入地了解市场需求和变化,更有效地满足客户的需求与期望,更有力地提升医疗器械的市场竞争力和市场份额。

090　如何进行医疗器械的成本效益分析?

医疗器械的成本效益分析是评估医疗设备投资回报的重要方法。以下是进行成本效益分析的几个关键步骤:

1. 明确分析目标

首要任务是清晰界定分析目的,例如是着重评估某台医疗设备的投资回报率,还是聚焦于其产生的经济效益或社会效益。

2. 全面收集数据

广泛收集与医疗设备相关的详细数据,包括设备购置成本、预期年收入、年支出(如人员成本、水电费、设备折旧费等)。这些数据可以从医院的财务系统、资产管理系统和运营记录中获取。

3. 合理运用分析方法

可以采用以下几种方法来分析医疗设备的成本效益:

(1)投资收益率法:通过计算设备的年净收入与设备投资总额的比例,衡量投资收益水平。

公式为:投资收益率=(医疗设备年净收入/设备投资总额)×100%。

(2)投资回收期法:通过计算收回设备投资成本所需的时间来评估经济效益。

公式为:投资回收期=医疗设备投资总额/该医疗设备年净收入。投资回收期越短,说明投资回收速度越快,资金周转效率越高。

（3）盈亏平衡点法：计算设备的盈亏平衡点，即设备收入与成本相等时的运营水平，帮助理解设备在不同运营水平下的盈利或亏损情况。

（4）工作负荷法：适用于按时数计费的设备，通过计算设备的工作负荷率（实际工作时长与理论可工作时长的比例）来评估其使用效率。

4. 深入分析结果

基于收集的数据和选定的分析方法，计算设备的投资回收期、投资收益率等关键经济指标，评估设备的经济效益。同时，不应忽视设备的社会效益，如是否提升医疗服务质量、是否改善患者就医体验等。

5. 精心形成报告

将分析结果整理成报告，内容包括分析目标、数据来源、分析方法、具体结果、问题与建议等内容。报告应客观、准确地反映设备的效益情况，为医院管理层决策提供有力支持。

6. 切实制定改进措施

根据分析报告结果，制定具体可行的改进措施。对于使用效率低的设备，可通过优化工作流程、加强人员培训等方式来提升其使用效率；对于经济效益不佳的设备，可考虑淘汰更新或调整其使用范围等。

通过上述这些步骤，可以有效地开展医疗器械成本效益分析，助力医院更加合理地配置资源，提高设备的投资回报率，从而实现医疗资源的高效利用。

091 如何在医工转化中平衡创新与现有医疗实践的兼容性？

医工转化，即将医学与工程的创新成果应用于临床医疗的过程，在此过程中，创新与兼容性的平衡至关重要。

创新，意味着医工转化成果要具备新颖性、创造性及实用性，能够切实解决临床的痛点和难点，提升医疗效率和质量，满足患者的需求与期望。兼容性则要求医工转化的成果要契合现有的医疗体系、规范和标准，能够与现有的医疗设备、流程和人员协同配合，保证医疗的安全和稳定，规避不必要的风险和成本。在医工转化中实现创新与兼容性的平衡，需要遵循以下原则：

1. 临床与市场双导向原则

以临床需求为导向，以市场需求为验证。医工转化的创新应该以临床需求为出发点，充分结合医生的专业知识和经验，精准定位有价值的创新点和方向。同时，要密切关注市场需求和反馈，对创新的可行性和可接受性进行全面评估，防止盲目创新或者过度创新。

2. 技术与规范并重原则

以技术创新为基础，以规范创新为保障。医工转化的创新应该以技术创新为基石，借助工程原理和方法，提升创新的技术水平和质量，同时要以规范创新为保障，必须严格遵循医疗法律和伦理准则，符合医疗质量和安全标准，积极参与医疗标准的制定和评价，推动创新成果的规范化和标准化。

3. 协同与持续创新原则

以协同创新为模式，以持续创新为动力。医工转化的创新应该采用协同创新的模式，促进医学与工程领域的跨学科、跨领域、跨机构合作。各方充分发挥自身资源和优势，共同攻克创新过程中的难题和挑战。同时要以持续创新为动力，不断跟踪创新成果的应用效果和反馈，不断优化和改进创新产品和服务，确保创新的持续性和可持续性。

092　医工转化项目有哪些商业模式？

医工转化项目旨在将医学研究成果转化为实际医疗产品或服务，这一过程涉及多学科交叉合作，同时也依赖有效的商业模式来实现其可持续发展。由于医工转化项目在具体类型、阶段、规模及所处环境等方面存在差异，其商业模式需量身定制和优化，并没有一种固定的模式能适用于所有的医工转化项目。一般而言，医工转化项目的商业模式可以分为以下几种类型：

1. 技术转让型

该模式是将医工转化项目的技术成果转让给其他企业或机构，以此获取一定的转让费用或股权。这种模式适用于技术成熟度较高，但自身市场推广能力较弱的医工转化项目，如已研发成熟的试剂盒、专利等。

2. 产品销售型

此模式是将医工转化项目所产出的产品或服务直接销售给终端用户，通过产品或服务的销售收入实现盈利。这种模式适用于市场需求旺盛，且拥有明确的客户群体和销售渠道的医工转化项目,例如各类医疗器械、创新药物等。

3. 平台运营型

该模式是把医工转化项目的平台或系统提供给其他企业或机构使用,进而获取平台或系统的使用费用或分成收入。这种模式适用于平台或系统的功能和性能较强,且能为多方创造价值的医工转化项目,如先进的医疗信息系统、医疗大数据平台等。

4. 综合服务型

这是一种将医工转化项目的产品或服务与其他相关产品或服务整合,提供给终端用户,以获取综合服务收入的商业模式。这种模式适用于产品或服务的附加值较高,且能满足用户多方面需求的医工转化项目,如智能医疗方案、医疗健康管理服务等。

医工转化项目在选择商业模式时,需要全面考虑项目特点、市场需求、技术难度、资金状况以及团队能力等诸多因素。恰当的商业模式不仅能够确保项目的经济效益,还能推动医疗技术的创新与应用,最终造福患者与社会。

093 如何对医疗器械产品进行全球竞争分析?

在医疗器械的研发过程中,开展产品的全球竞争分析是一项重要的工作,它可以帮助企业全面了解市场需求、自身竞争优势、创新方向以及风险规避等方面的信息,从而制定出合理的研发战略和计划。具体可以按以下几个步骤进行:

第一步,精准定位产品目标市场与用户群体。基于产品的功能、性能、适应证以及价格等特点,深入剖析目标市场的规模大小、增长率高低、结构组成以及发展趋势等方面。同时,细致研究目标用户的需求特点、偏好倾向、购买力水平、使用习惯等,通过这一系列分析,精准确定产品的市场定位和用户画像。

第二步,深入剖析竞争对手与竞争格局。广泛收集和整理竞争对手的相关信息,如产品特点、优势和劣势、市场占有率、销售渠道布局、品牌形象塑造、研发投入力度、创新能力等方面,此外,还需关注竞争对手的战略规划、目标设定、市场行动以及应对策略等。通过分析产品的竞争优势和劣势,以及竞争对手带来的威胁和机会,确定产品的竞争策略和差异化要素。

第三步,严格遵循法规与标准要求。根据产品的目标市场,深入了解并严格遵循相关的法规、标准和指导原则等要求。这包括产品的定义、分类、注册、审评、审批、监督、检查等,同时涵盖产品在安全性、有效性、性能指标、质量控制等方面的具体要求,确保产品符合目标市场的准入条件,满足用户期望。

第四步,敏锐洞察技术与创新趋势。密切关注行业前沿技术和市场发展趋势,如人工智能、大数据、云计算、物联网、5G、生物医学等领域的最新动态,分析自身产品的技术水平和创新潜力,探索技术未来发展方向和应用场景,据此确定产品的技术路线与创新要点。

094 如何提高医疗器械的用户体验?

医疗器械的用户体验,是指在使用过程中,医疗器械给予用户(包括医护人员和患者)的感受、印象和满意度,它是影响医疗器械市场竞争力和用户忠诚度的重要因素。提升医疗器械的用户体验，需要从以下几个方面着手：

1. 了解用户的需求和期望

借助市场调研、用户访谈及用户反馈等多种方式，广泛收集和分析用户的需求与期望。在此过程中，精准找出用户的痛点和产品现有优势，绘制用户画像并构建用户场景，从而明确产品的目标用户和使用场景。

2. 设计符合人体工程学的产品

根据用户的身体特征、操作习惯及心理状态等，设计出符合人体工程学的产品。这涉及产品的多个方面，包括外形、尺寸、重量、颜色、材质、按钮布局、显示屏清晰度、声音、灯光等，通过全方位考量，使产品达到易于操作、舒适安全且美观的效果。

3. 实现简洁易用的交互

基于用户的认知能力、注意力、记忆力等特点，打造简洁易用的交互体验，这包括产品的功能、菜单、指示、提示、反馈、错误处理等，使产品操作易于理解、掌握、使用和纠错。

4. 提供丰富有趣的内容

结合用户的兴趣、喜好及情感需求等，为产品提供丰富有趣的内容，包括产品背后的故事、文案、图标、动画、音乐、游戏等，使产品更富有个性、温度和趣味。

5. 持续改进与创新

根据用户的反馈、评价及建议，对产品进行持续改进和创新，这涵盖产品的功能升级、性能优化、质量把控、服务提升等，使产品能够紧跟用户不断变化的需求和期望，切实提高用户的满意度与忠诚度。

095　如何选择医工转化的创业项目？

一个优质的医工转化创业项目通常需要具备以下几个特点：
（1）解决临床需求或医疗难题，显著提高医疗质量和效率。
（2）拥有创新的技术或商业模式，具备市场竞争力和潜力。
（3）符合国家政策和法规的要求，已获得相关审批和认证。
（4）拥有良好的团队和合作伙伴，能够实现技术开发和商业运营。

除了了解项目特点，还可以通过以下几种方法来筛选医工转化创业项目：

1. 分析市场和行业趋势

密切关注市场需求和行业发展方向，挑选具有广阔发展前景和空间的领域。这是选择医工转化创业项目的一个重要方法，可以帮助您把握市场机会，避免盲目投入。例如，您可以通过搜索网络、阅读报告、参加论坛等方式，了解医疗器械、生物医药、医疗信息化等领域的市场规模、增长率、竞争格局、政策支持等情况，从中发现有潜力的细分市场和创新方向。

2. 结合个人兴趣和专长

从自己熟悉和擅长的医学或工程领域入手，充分发挥自己的优势。这是选择医工转化创业项目的一个基本原则，可以帮助您充分利用自己的知识、技能和经验，提高创业成功的可能性。如果您是一名心血管病专家，就可以考虑以心血管疾病的诊断、治疗、预防等方面为切入点寻找创新点，开发出具有特色的产品或服务。

3. 积极寻求创业合作

与医疗机构、高校院所或企业等建立合作关系，共同开发和推广医工转化项目。这是选择医工转化创业项目的一个有效途径，可以帮助您拓展资源、补充能力、降低风险、提升效率。例如，您可以通过参加创业大赛、加入创业孵化器、联系创业导师等途径，寻找合适的合作伙伴，组建互补团队，共同推进项目的研发与商业化。

4. 借助新兴技术

借助"互联网＋"和"大数据"等技术，利用互联网平台和数据分析工具，提升医工转化项目的效率和价值。这是选择医工转化创业项目的一个新的趋势，可以帮助您拓展市场、优化服务、增加收入、降低成本。例如，您可以通过建立拥有在线诊疗、远程监测、智能辅助等功能的互联网医院，为患者提供便捷、高效、个性化的医疗服务，同时收集和分析海量的医疗数据，为项目的优化和创新提供支持。

5. 探索创新模式

基于现有医工转化项目进行改进和优化，或者开发出新的产品或服务，形成自己的特色和优势。这是选择医工转化创业项目的一个持续过程，可以帮助您适应市场变化、提升竞争力、增加客户忠诚度。例如，您可以通过引入新技术、新材料、新设计等方式，对现有的医疗器械、诊疗方案等进行升级改良，或者开发出全新的医工转化项目，以满足市场的新需求。

096　医疗器械的全球监管环境有何差异？

医疗器械的监管环境在全球范围内存在一定差异，主要体现在以下几个方面：

1. 监管机构和法规体系

不同国家或地区设有不同的监管机构，拥有各自的法规体系，负责制定并执行医疗器械在定义、分类、注册、审评、审批、监督、检查等方面的规定与标准。例如，美国的监管机构是 FDA，欧盟的监管机构是欧盟委员会，中国的监管机构是 NMPA，各地区的法规体系和指导文件各有不同。

2. 产品的定义和分类

不同国家或地区对医疗器械的定义和分类标准、方法存在差异，这直接影响产品的监管范围和要求。例如，美国和中国都将医疗器械按风险程度从低到高分为三类，但具体的分类标准和方法有所不同。欧盟则将医疗器械按风险程度从低到高分为四类，且每类下还有细分的子类别。

3. 产品的注册和审评

不同国家或地区对医疗器械的注册和审评流程有不同要求，这会影响产品的上市时间和成本。例如，美国的注册和审评流程主要分为两种：一种是 510(k) 预市场通知，适用于低风险或与已上市产品相当的医疗器械，企业只需向 FDA 提交产品的相似性证明，无须提供临床数据，通常审评周期较短。另一种是 PMA 预市场批准，适用于高风险或创新性的医疗器械，企业需要向 FDA 提交完整的临床数据和其他证据，经过 FDA 的严格审评和批准，这一过程耗时较长。欧盟的注册和审评流程则是由指定机构（Notified Body）负责，根据产品的类别和风险，进行合格评定（Conformity Assessment），评定通过后颁发 CE 标志（CE Marking），表示产品符合欧盟的安全和性能要求，无须经过欧盟委员会的审批。中国的注册和审评流程则是由 NMPA 或其授权的省级药监局负责，根据产品的类别和风险，进行注册或备案，颁发注册证或备案凭证，表示产品符合中国的安全和有效性要求，需要经过 NMPA 或其授权的省级药监局的审批。

4. 产品的监督和检查

不同国家或地区对医疗器械的监督和检查方式、频率存在差异，影响产品的质量和安全。例如，美国的监督和检查主要是由 FDA 进行，包括对生产者、进口商、分销商、用户等的例行或非例行现场检查，以及对产品的抽样检验、不良事件的报告和处理、召回和警告等。欧盟的监督和检查主要是由指定机构和各成员国的主管当局进行，包括对生产者、进口商、分销商等的定期或不定期现场审核，以及对产品的抽样检验、不良事件的报告和处理、召回和警告等。中国的监督和检查主要由 NMPA 和各省级药监局进行，包括对生产者、进口商、分销商、用户等的定期或不定期现场检查，以及对产品的抽样检验、不良事件的报告和处理、召回和警告等。

097 国际合作在医工转化中起到什么作用？

医工转化，即将医学研究成果转化为实际医疗产品或服务的过程，是全球医疗科技创新的重要一环。在这一进程中，国际合作发挥着至关重要的作用，不仅促进了知识的交流与技术的传播，还加速了医工转化的步伐。国际合作在医工转化中的重要作用具体如下：

1. 拓展技术资源

医工转化涉及医学与工程、信息、生物、化学等多个学科的深度融合，需要综合运用各种技术和方法，而不同国家和地区在不同领域可能有着不同的技术优势和创新能力。通过国际合作，各国可以实现技术资源的共享和交流，提升医工转化的技术水平和创新性。

2. 加速新技术研发与应用

跨国界的研究团队能够共享最新科研成果和临床数据，这既能提升研发效率，又能确保新产品和服务的全球适用性。此外，国际合作还能够加速医疗器械的注册和审批流程，使创新产品更快地进入市场。

3. 扩大市场空间

医工转化旨在满足人民的健康需求，然而不同国家和地区人民的健康问题和需求可能各有不同，也可能有着不同的医疗体系和政策环境。通过国际合作，可以了解并适应不同市场的需求和规则，扩大医工转化的市场空间和影响力。

4. 增强竞争力

医工转化是一个高风险、高投入、高回报的领域，面临着激烈的国际竞争与挑战。通过国际合作，能够实现合作伙伴间的优势互补和协同共进，分担研发成本和风险，提高医工转化的竞争力和效率。

098 医工转化如何进行国际合作？

医工转化开展国际合作的方式，主要取决于医工转化项目的类型、所处阶段、规模大小和目标设定等因素。一般来说，医工转化国际合作可以通过以下几种形式和途径展开：

1. 国际联盟

这是由多个国家或地区的医学机构、工程机构以及企业共同组成的合作组织，通过各方共同制定合作目标、策略、计划和标准，以此实现医工转化项目的协同研发、共享资源、交流经验、推广成果等。如国际医工转化联盟、国际医工创新联盟等合作组织。

2. 国际项目

这是一种由多个国家或地区的医学机构、工程机构以及企业共同参与的医工转化项目。参与方通过签订合作协议、分配合作任务、共担合作风险、共享合作收益，从而实现医工转化项目的联合研发、联合申报、联合推广等。例如欧盟地平线2020计划、中欧医工创新合作项目等。

3. 国际平台

这是由多个国家或地区的医学机构、工程机构和企业共同建设和使用的医工转化平台或系统。通过该平台提供的医工转化项目的信息发布、技术对接、资源整合、政策支持等服务，进而实现医工转化项目的快速匹配、高效转化以及广泛应用等。像国际医工转化平台、国际医工创新平台等就是这种类型的平台系统。

进行国际合作的关键在于精准寻找合适的合作伙伴、建立互信关系、明确合作目标和利益分配机制。同时，还需要密切关注国际法律法规，跟踪市场动态，了解文化差异，以确保合作的顺利进行和成功实施。随着全球化的不断深入，国际合作将在医工转化领域发挥越来越重要的作用。

099 医疗器械在国内上市销售前需要哪些认证和批准？

医疗器械上市前，需根据不同市场和法规的要求完成相应的认证与批准。下面以中国和美国为例：

在中国，医疗器械根据风险等级从低到高分为三类，依次为第Ⅰ类、第Ⅱ类和第Ⅲ类。第Ⅰ类医疗器械只需向市级食品药品监督管理局备案，而第Ⅱ类和第Ⅲ类医疗器械则需向省级或国家食品药品监督管理局申请注册。医疗器械的注册申请需要提交包括产品技术要求、注册检验报告、临床评价资料、说明书和标签等内容在内的注册资料。此外，医疗器械生产企业还需向省级食品药品监督管理局申请生产许可，同时提交相应的证明资料，以及所生产医疗器械的注册证。只有完成这些流程，医疗器械才能在国内合法上市销售。

100 医疗器械在国外上市销售前需要哪些认证和批准？

以美国为例，在美国医疗器械根据风险等级从低到高也分为三类，依次为 ClassⅠ、ClassⅡ和 ClassⅢ。

510(k)途径：大部分 ClassⅠ和部分 ClassⅡ医疗器械可以通过 510(k)的方式向美国食品药品监督管理局（FDA）递交上市前通知，证明新的器械与已合法上市的对比器械在预期用途、技术特征以及性能测试等方面实质等同。

PMA 途径：部分 Class Ⅱ 和大部分 Class Ⅲ 医疗器械则需要通过 PMA 的方式向 FDA 递交上市前批准申请，此时企业须提供有效的科学证据，充分证明器械预期用途的安全性以及有效性。

此外，医疗器械生产企业还需在 FDA 进行登记，并对其生产的器械进行列名。